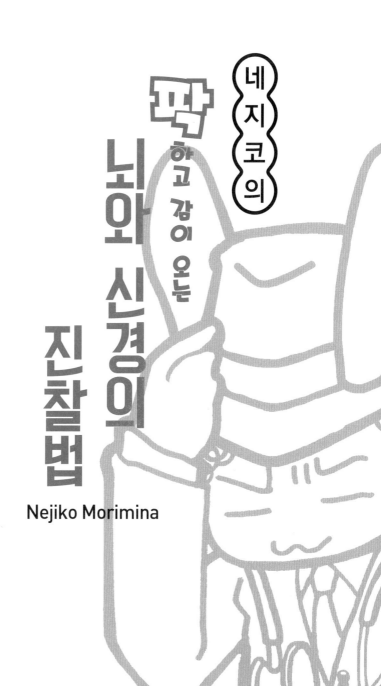

네지코의 꽉하고 감이 오는 뇌와 신경의 진찰법

Nejiko Morimina

네지코의 팍 하고 감이 오는
뇌와 신경의 진찰법

첫째판 1쇄 인쇄 | 2016년 1월 5일
첫째판 1쇄 발행 | 2016년 1월 10일

지 은 이　Nejiko Morimina
옮 긴 이　공순복
감　　　수　서대원
발 행 인　장주연
출 판 기 획　조은희
편집디자인　오선아
표지디자인　오선아
발 행 처　군자출판사
　　　　　등록 제4-139호(1991.6.24)
　　　　　(10881)경기도 파주시 회동길 338(서패동 474-1)
　　　　　전화 (031)943-1888　팩스 (031)943-0209
　　　　　www.koonja.co.kr

Authorized translation from the Japanese language edition, entitled
ねじ子の ぐっとくる脳と神経のみかた
ISBN: 978-4-260-01772-5
著: 森皆 ねじ子
published by IGAKU-SHOIN LTD.,TOKYO Copyright© 2013

· 파본은 교환하여 드립니다.
· 검인은 저자와 합의 하에 생략합니다.

ISBN　978-89-6278-433-6
정가　15,000원

첫머리
조언

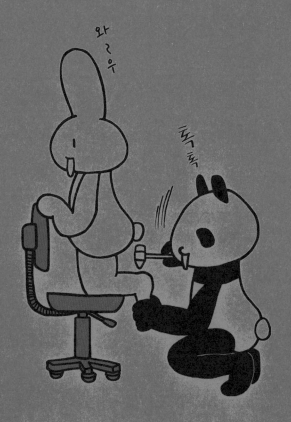

서 두 에

여러분 안녕하세요? 이 책은 「뇌와 신경의 진찰법」입니다.

사람을 가장 사람답게 하는 장기는 뇌와 신경입니다. 뇌와 신경은 사람을 인식하게 하는 가장 중요한 기관이라고 할 수 있습니다. 「인간이 무엇을 가지고 있어야 인간일까?」 「그 사람이 무엇을 가지고 있어야 그 사람일까?」에 대한 것은 매우 어려운 철학적 문제입니다. 하지만 성격이나 사고방식의 근본에 따라 사람의 가치가 결정되는 것이라면, 사람에게 있어서 가장 중요한것은 「뇌」와 「신경」의 작용이라고 해도 과언이 아닐 것입니다.

인류의 긴 역사속에서 가장 중요한 장기인 뇌와 신경의 작용은 베일에 싸여 있었습니다. 뇌는 매우 부드러운 장기로 두개골이라는 단단한 뼈로 보호되고 있습니다. 척수도 마찬가지로 척추라는 단단한 뼈로 보호되고 있습니다. 외부에서 보아도 안에서 도대체 무슨 일이 일어나고 있는지 전혀 알 수 없습니다. 이상이 생기더라도 그것이 어떤 병인지(뇌경색, 뇌출혈, 척수이상 등)를 짐작조차 할 수 없었습니다. 표면으로 보이는 것은 어느 날 갑자기 일어난 불분명한 말과 행동, 신체의 마비와 통증과 같은 표면적인 결과뿐이었습니다.

인류는 블랙박스 안을 외부에서 예상하기 위한 많은 노력을 해 왔습니다. 자고이래 의사는 뇌와 신경의 출선기관인 피부·근육·힘줄을 진찰하고, 「뇌와 신경의 어디에 이상이 생겼는가?」를 추리해 왔습니다. 몸 전체를 두드리고 문지르고 누르고 잡아당기는 힘을 비교하고 여러 가지 검사법을 고안하여 블랙박스 안에서 일어나는 일을 예상했던 것입니다.

인류가 4천년의 역사를 거쳐서 쌓아올린 기술이 이 책에서 소개하는 「뇌와 신경의 진찰법」입니다.

현대사회에서는 CT나 MRI로 뇌 속을 보는것이 가능하게 되었습니다. 신경전달물질이나 뇌 내 호르몬도 발견되어, 신경세포의 흥분방법과 정보전달 과정에 대해 어느정도 알 수 있게 되었습니다. 그럼에도 인체에 대해 알지 못하는 것이 많이 있으며 뇌와 신경은 마지막으로 남겨진 미스테리 존이라고 생각합니다.

이 책은 많은 신경학적 소견 중에 흔히 사용하는 중요한 내용을 발췌하여 소개하였습니다. 물론 이 책에 실려 있지 않은 더 자세한 신경학적 검사방법도 많이 있습니다. 그 방법을 공부하고 싶으신 분은 반드시 한층 더 두꺼운 교과서에 도전해 보십시오.

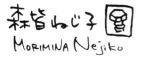

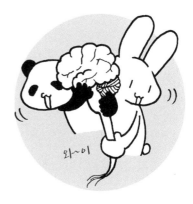

감수자 서문

뇌와 척수는 두개골과 척추 안에 숨어있고, 말초신경을 통해 나와 온몸의 구조물과 복잡하게 연결되어 있습니다. 기능을 이해하면서 복잡한 경로를 하나하나 파악해보면 신비한 진실에 접근하는 듯한 느낌을 받을 수 있습니다. 그러나 이렇게 음미할 수 있는 수준에 오르기 까지는 시간이 걸립니다. 따라서 우선 진찰 법을 배워야 하는 학생이나 전공의 입장에서는 그 경로를 이해하는 것은 복잡하게 느껴지고, 신경학적 진찰을 습득하는 것은 더욱 어렵습니다. 흔히 학생 때 신경과 강의를 듣거나 실습을 돌면서 순서를 암기하고 시험을 본 후 바로 잊어버리게 됩니다. 물론 임상에서도 신경과 전문의의 도움을 받으면 되지만, 만일 기본적인 신경학적 진찰을 할 수 있다면 훌륭한 임상가로 여러 면에서 많은 도움이 될 것입니다.

의료현장에서는 진단적 검사가 발달하면서 진찰보다는 검사에 의존되는 경우가 많습니다. 뇌신경 분야 역시 진단적 검사법이 눈부시게 발전하였습니다. 그러나 신경학적 진찰 없이는 진료를 할 수가 없을 정도로 아직까지도 그 중요함이 지속되고 있습니다. 신경학적 진찰에 대해서 많은 원서들이 있습니다. 이러한 고전적인 책들은 단순 사진과 도형 그리고 문장으로 기술되어 현장감이 떨어지고, 그 내용을 임상에 적용하기가 매우 어렵습니다. 이에 반해 네지코선생님의 "팍하고 감이 오는 뇌와 신경의 진찰 법"은 잘 짜인 구성과 현실감 있는 만화로 이루어져 쉽게 신경학적 진찰을 습득하고 시행할 수 있도록 하였습니다. 만화와 같은 그림으로 핵심 내용을 정확히 묘사하고 현장감 있는 대화체는 신경학적 진찰을 배우고자 하는 독자들에게 많은 도움을 줄 것으로 생각됩니다.

본 책에서는 안면, 목, 근육, 감각, 건반사 순으로 기술되어 있고 꼭 알아야 되는 신경학적 진찰 중심으로 설명하고 있습니다. "실전 신경학적 진찰"을 집필한 저자도 신경학적 진찰을 두부, 얼굴, 목, 몸통, 사지의 운동/반사/감각으로 구분하여 기술하였었습니다. 신체의 구분에 따라 기능을 이해하는 것은 신경학적 진찰에서 매우 중요합니다. 이러한 방법이 실제 진찰의 순서가 되며 차트에 작성하는 방법이 되기 때문입니다. 재미있게 읽으면서 흥미를 가지고 신경학적 진찰을 쉽게 습득하여, 임상에 이용하실 바랍니다. 좀 더 자세한 내용을 알기 위해서 "실전 신경학적 진찰(군자출판사, 2012)"을 보셔도 도움이 될 것입니다. 끝으로 이 책의 감수할 기회를 주신 군자출판사 여러분께 감사드립니다.

2016
서대원

이 책의 사용 설명서

＊본서는 뇌와 신경의 진찰법에 관한 얘기입니다.

＊우선 이 책에서는 네지코가 「일반적인 내과 진찰」을 하는 것을 염두에 두고 있습니다. 「일반적인 내과에 입원했을 때 시행할 수 있는 신체 소견」을 목표로 기술했고 「수련의가 외래에 온 환자를 간략하게 진찰하는 방법」으로 이번에는 뇌와 신경이 메인이므로, 「구급 외래에 뇌와 신경에 문제가 있는 듯한 환자가 왔을 때 간단히 검사하는 신체 소견」으로 범용성이 높아서 여러 가지 상황에 대처 가능한 뇌와 신경의 진찰 포인트를 기술했습니다.

＊외래에서는 일반적으로 전신을 간단하게 보고 문제상황을 진료합니다. 이것은 「뇌와 신경」에서도 마찬가지입니다. 물론 신경과 또는 신경외과 전문의 (또는 신경과, 신경외과병동 간호사)라면 더 전문적으로 자세히 볼 필요도 있겠지요. 그런 경우는 이 책을 발판 삼아 좀 더 두꺼운 전문 교과서에 도전해 보십시오.

＊내용은 「수련의·의학생용」입니다. 하지만 결코 어려운 내용은 아닙니다. 다른 의료종사자 여러분은 적절히 자기 병원의 룰이나 관습에 맞게 이해하고 실천하십시오.

＊어느 부분이 나쁘니까, 이제부터 그곳을 보자!라는 경우는 미리 그 부분을 읽은 후에 실행해 봅니다. 흐름을 머리에 넣어 두면 보이는 것이 다릅니다. 이번에는 진찰이 끝난 다음, 다시 한번 본서를 읽어 봅니다. 그러면 보기 전에는 알지 못 했던 것을 깨닫게 될 것입니다. 검사와 진단 후에도 진찰해 봅시다.

＊이 만화는 「오른손 잡이」를 전제로 그렸습니다. 그것은 네지코가 오른손잡이이기 때문입니다. 죄송하지만 왼손잡이인 분은 본인의 손에 맞게 생각하고 읽어 주십시오.

＊의사 제도는 에도시대의 무사 사회보다도 엄격한 사제 제도입니다. 이 책에 쓰여 있는 내용이 상사나 선배의 의견과 다른 경우는 자신이 소속되어 있는 병원의 방법을 따르십시오. 네지코는 선배의 지혜로서 「의견이 다르다는 생각이 들더라도, 함께 하는 가장 훌륭한 사람의 뜻을 존중해라.」라고 전하고 싶습니다. 현장의 훌륭한 사람 앞에서 이 책의 존재는 바람 앞의 먼지 같은 것입니다. 휘익―

＊이 책에 나오는 의료기기는 제조업체마다 사용법이 조금씩 다릅니다. 네지코가 병원에서 사용한 적이 있거나 일본에서 시장점유율이 높다고 생각되는 제조업체의 기기를 편견 하에 소개하고 있습니다. 실제로는 각 근무처에서 사용하고 있는 의료기기의 첨부문서에 따라 사용하십시오. 만일 오늘 이후에 제조업체의 측면에서 보게 되면 자사의 것이니까 혹은 자사의 것이 아니니까라는 이유로 화내지 마십시오.

＊본서를 읽고 있는 당신이 의료종사자가 아닌 경우의 대부분은 진찰을 받는 기분으로 읽을 것이라고 생각합니다. 실제로 담당 의사나 간호사가 진찰실에서 친절하게 설명해주는 것이 제일 좋겠지요. 그러나 한정된 진료시간과 분위기로 인해 궁금한 것을 물어볼 수 없었던 환자들이 많았을 거라고 생각합니다. 의료종사자의 설명을 이해하기 위한 보조로서 본서를 활용하십시오. 아마 본서와는 방법이 다르거나 또는 다른 설명을 듣는 경우도 많으리라 생각하지만 그래도 괜찮습니다. 그 병원에서 가장 많이 사용하고 있는 방법, 그 의사에게 가장 숙련된 방법이 가장 좋은 방법입니다. 수기에는 「이것이 결정판」이라는 것은 없습니다. 일반적인 방법을 마스터하면, 경험에 의해서 본인 나름의 「좋은 방법」이 생깁니다. 그러니까 본서와 다른 방법이라고 해서 그것이 바로 「틀렸다」라고는 결코 생각하지 마십시오. 최근 의료에 대한 정보는 인터넷 등에 많이 보급되어 있지만 환자가 원하는 정보는 많이 부족하다고 생각합니다. 본서가 「병원에서 무엇을 하는지 알 수 없는 것에 관한 불안」을 조금이라도 줄이는 데 도움이 된다면 기쁘겠습니다.

네지코의 팍 하고 감이 오는
뇌와 신경의 진찰법

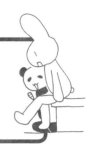

얼굴 신경의 진찰법 • 013

신체의 신경 진찰법 • 055

근육의 진찰법(MMT) • 061

뇌와 신경

「뇌와 신경」의 작용이라고 하면, 여러분은 어떤 생각이 떠오릅니까? 대략적인 이미지는 「5감으로 느낀다」「뇌에서 여러 가지 생각을 하고 있다」「손, 발을 움직인다」라는 정도가 아닐까요? 물론 그것도 맞습니다. 조항별로 보면 이런 느낌입니다.

(1) input (눈, 귀, 피부로 느낀 정보를 뇌에 전달)
(2) 뇌에서 정보를 처리
(3) output (뇌에서 전신 근육으로 명령)

이 책에서는 「뇌속의 정보처리」에 관해서는 많은 언급을 하고있지 않습니다. 인간의 기호·성격·행동원리에 관여하는 매우 중요한 부분이지만 너무 복잡하고 알 수 없는 부분이 많아서 진료와의 관련성이 적기 때문입니다. 이 책에서는 (1) input(정보의 입력)과 (3) output(명령의 전달방법)에 관하여 주로 설명하였습니다.

부품이 빛나는 고성능 로봇이라고 할지라도, 오더를 받아들일 수 없는 기계는 쓸모없는 물건이 되어 버립니다. 뇌와 신경의 병에는 이와 같은 두려움이 있습니다.

하지만 이미 출간한 『네지코의 팍 하고 감이 오는 몸의 진찰법』에서, 진찰과정에 대해 추리하는것처럼 설명을 했습니다. 뇌와 신경의 진찰에서도 기본적인 흐름은 똑같지만 「액션을 추가한다」「그 반응을 본다」라는 동작이 매우 많아졌습니다. 이것은 홈즈의 활동에서 보자면 「실험」에 가까운 작업입니다.

셜록·홈즈는 모든 추리를 머리 속에서 하는 것이 아닙니다. 중간 중간 많은 「실험」을 합니다. 뭔가 액션을 취함으로써, 외부에서 관찰하는 것만으로는 절대로 알 수 없는 지견을 얻게 되는 것입니다. 범인(진짜 병명)을 찾기 위해서는 실험과 반응역시 중요합니다.

홈즈의 최초의 책인 『주홍색 연구』에서 실험을 하나 소개하겠습니다. 독약으로 연속살인이 이루어지고 있다고 확신한 홈즈는 자신의 추리에 의심의 눈초리를 보내는 경찰들 앞에서 한 가

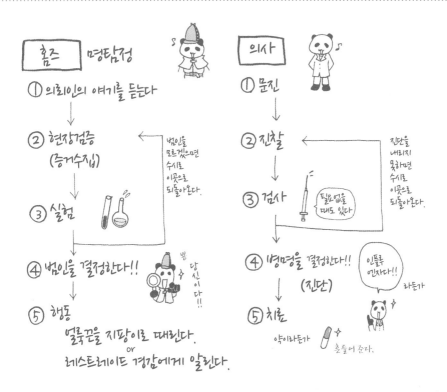

지 실험을 합니다. 살해현장에 남겨져 있던 상자 속의 알약을 개에게 먹이고 독약이라는 것을 증명하려고 한 것입니다.

2개의 약 중 하나를 반으로 나눠 우유에 녹인 뒤 개에게 먹였습니다. 그런데 개에게 아무 변화도 일어나지 않았습니다. 곤경에 처한 홈즈는 안절부절하고, 그런 홈즈를 경찰들은 조소하면서 보고 있는 장면입니다.

「우연의 일치라니 그럴 리가 없어!」라고 외친 홈즈는 의자에서 일어나 방안을 쿵쿵 걷기 시작했다. 「단지 우연의 일치라니 절대로 있을 수 없어. 드레바의 살인에서 사용되었다고 생각한 약이 스탠가슨의 사체 옆에서 확실히 발견됐어. 그런데 이 약에 아무 독도 들어 있지 않다니! 도대체 어떻게 된 일이지? 내 추리가 모두 틀렸다는 것인가? 아니 그럴 리가 없어! 하지만 이 불쌍한 개에게는 아무 일도 일어나지 않았어. 아~ 그래. 알았어! 알았다고!」

계속 ▶

홈즈는 환희의 소리를 지르면서 상자로 달려가, 또 하나의 약을 반으로 나누어 물에 녹이고, 우유를 부어서 개 앞에 놓았다. 개는 혀 끝이 우유에 조금 닿았을 뿐인데, 갑자기 경련을 일으키며 경직되어 죽었다.

홈즈는 크게 숨을 쉬고 이마의 땀을 닦았다.

「좀 더 자신의 추리에 믿음을 가져야 해. 지금까지 오랫동안 더듬어 온 추리와 모순된 사실이 나왔다면, 다른 각도에서 해석할 여지가 충분히 남아 있다는 것이지. 그런 것을 알고 있었어야 했어. 상자에는 2개의 약이 있는데, 하나는 맹독이 들어있고 나머지 하나는 괜찮았던 거야. 그런 것은 상자를 보기 전부터 짐작했어야 했어.」(네지코 번역)

뇌와 신경의 진찰에는 이와 같은 「실험」이 많이 나옵니다. 뇌와 신경의 역할은 「정보를 수집하는 것」과 「명령을 전달하는 것」이니까, 외부에서 어떤 액션을 가하여 「그것을 어느 정도 느낄 수 있는가 또는 어느 정도 반응할 수 있는가」를 체크하는 것입니다.

사람이 상대의 「실험」이 되므로 특수한 수고도 많이 필요합니다. 우선 「감각」을 외부에서 평가해서는 안됩니다. 숫자로 통증을 표시하기도 하지만 아무래도 환자의 자기신고에 의지하는 부분이 많기 때문에 객관성이 부족합니다. 「좋아졌다」「나빠졌다」라고 해도, 현재 환자의 기분에 크게 좌우되는 경우가 있습니다. 몇 번인가 물으면 그 때마다 대답이 달라지기도 합니다. 증상을 필요이상으로 과장되게 표현하거나 「시베리아에서의 고생을 생각하면 이 정도는 아무 것도 아니야」라며 상당한 통증을 참아내는 할아버지도 계십니다. 반면에 의도적으로 병을 만들어내는 사람도 있을 수 있습니다. 도대체 어디에 객관성이 있는 것인지 생각해 봅니다.

근육의 작용도 객관적인 숫자나 데이터로 나타내기 매우 어렵습니다. 가동역이라면, 그 나름의 기구를 사용하면 꽤 객관적인 데이터를 측정할 수 있습니다. 여러분도 한번쯤은 악력을 측정한 적이 있겠지요. 하지만 문제는 그 이전에 있습니다. 「있는힘껏 잡으세요」라고 해도 정말 힘을 제대로 주고 있는 것인지 알 수 없습니다. 또한 애초에 「힘을 주세요」라는 말이 제대로 전달이 되었는지 역시 알 수 없습니다. 「근력」과 같은 객관적인 데이터가 어느 정도인지조차 의문입니다. 예를들어 팔을 움직이지 못하는 원인이 의식상태때문인지 혹은 신경, 근육, 귀 등의 문제로 움직이지 못하는지 정확한 판정에 어려움이 있습니다. 게다가 검사가 필요한 사람인 경우, 대개 의식상태나 지적레벨이 그다지 좋지 않은 경우가 많습니다.

이러한 과제들을 제거하고, 어떻게 객관적 데이터에 접근할 수 있는지 하나하나 살펴봅시다.

얼굴
신경의
진찰법

이 책에서 사용하는
탐정비밀도구
(신경편)

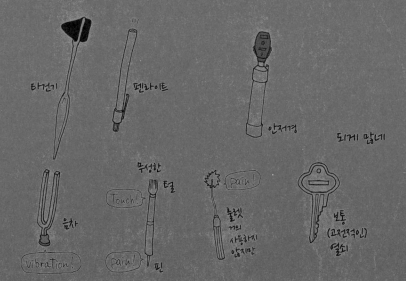

타건기

펜라이트

안저경

되게 많네

음차

vibration!

무성한
털

Touch!

pain!

핀

눌렛
거의 사용하지
않지만

Pain!

보통
(고전적인)
열쇠

얼굴 신경의 진찰법

신경에는 2종류가 있습니다. 뇌에서 직접 나오는 「뇌신경」과 척수에서 나오는 「척수신경」입니다.

예를 들면 「오른쪽에서 비명이 들렸다」→「즉시 눈을 오른쪽으로 돌린다. 머리도 오른쪽으로 돌린다」→「괴수가 눈에 들어온다」→「위험해! 도망쳐」라는 반응을 생각해 봅시다. 눈이나 귀로 들어 온 중요한 정보를 짧은 거리에서 뇌로 보내고 즉시 전신으로 명령을 보내야 합니다.

물리적으로 뇌 근처의 눈, 귀, 목근육에는 뇌에서 직접 전달받고 있습니다. 가까워서, 그 쪽이 빠르고 정확합니다. 이것을 「뇌신경」이라고 합니다. 이에 반해서 몸의 신경은 「척수」라는 명칭의 고속철도를 사용하여 일단 멀리까지 주행합니다. 이것을 「척수신경」이라고 합니다.

뇌신경과 척수신경은 진찰법이 조금씩 다릅니다. 이 장에서는 뇌에서 눈이나 귀나 안면으로 직접 나와 있는 「뇌신경」에 관하여 살펴봅니다. 전부 12쌍이 있지만, 이 모든 것을 매회 체크할 필요는 없습니다. 필요할 때 필요한 것만 (이상이 있는 듯한 곳만) 체크하면 충분합니다.

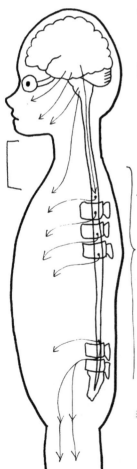

뇌 에서 ↝ 신경의 길은 2종류

위쪽(이 주변까지)은 뇌에서 직접 명령을 내리는 편이 빠르다.

「뇌」에서 직접 신경이 빼용 나와 있다.

⇨ 「뇌」신경 이라고 합니다.

이 주변은 양쪽이 혼재

이 주변부터 아래는 일단 척수를 경유 & 중계하고 나서 가는 편이 빠르다.

⇨ 「척수」신경이라고 합니다.

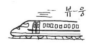
나고야까지는 신간선을 타지요.

나고야부터는 로컬선으로 환승

이 2가지에서 진찰법이 다르구나!!

이런 이유로 이 장에서는 우선 얼굴 신경의 진찰법부터 보겠습니다.

❋ 우선 뇌신경의 진찰법부터.

「뇌」신경은 「뇌에서 직접 나오는」 신경 12줄이 있습니다. (좌우 24줄)

뇌의 여러 곳에서 나오고 있습니다.

→ 근원인 뇌가 손상되면, 당연히 말단 신경의 기능도 손상됩니다.

→ 오히려 손상된 장소에서 「근원 = 뇌」의 어디가 손상되었는가를 예상할
  수 있습니다.

CT가 없었던 시절, 이것은 뇌 속을 알기 위해서,
광장히 중요한 정보였습니다.

> 최근에는 뇌 CT와 뇌 MRI가
> 점차 진화 & 보급되어서
> 옛날만큼 중요하지 않지만……
> 옛날에는 머리 속의 damage를
> 예상하는 방법이 이것밖에 없었어—

❋ 이런 느낌으로 뇌에서 나와 있어요!!

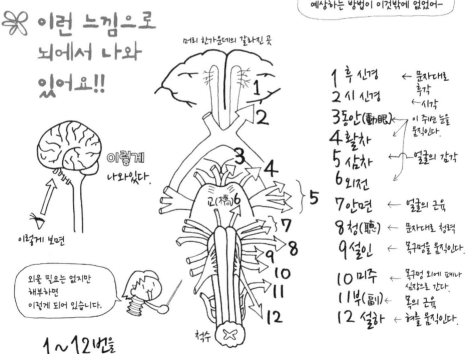

이렇게 나와있다.

이렇게 보면

외울 필요는 없지만
해부하면
이렇게 되어 있습니다.

머리 한가운데의 갈라진 곳

교(橋)

척수

1 후 신경 ← 문자대로 후각
2 시 신경 ← 시각
3 동안(動眼) → 이 주변 눈을 움직인다.
4 활차
5 삼차 ← 얼굴의 감각
6 외전
7 안면 ← 얼굴의 근육
8 청(聽) ← 문자대로 청력
9 설인 ← 목구멍을 움직인다.
10 미주 ← 목구멍 외에 폐나 심장으로 간다.
11 부(副) ← 목의 근육
12 설하 ← 혀를 움직인다.

1~12번을
위에서 순서대로 체크해 가는 것이 **기본**입니다.

순서대로 하는 법을 살펴봅시다.

~ 냄새 맡는 후각 ~
위에서 I 번 후신경

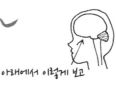

아래에서 이렇게 보고

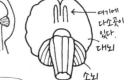

여기에 다소 곳이 있다.
대뇌
소뇌

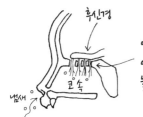

후신경

냄새

코 속

체라는 의미의 글자

여기 구멍이 송송 뚫린 뼈[사골(篩骨)이라는 이름]
이 구멍 사이에서 냄새를 느끼는 신경이 발처럼
늘어져 있다[후사(嗅糸)라고 한다 ← 외우지 않아도 된다].

＊ 깊은 곳에 있어서 그다지 상처가 나지 않는다 (두개저골절 등의 외상 정도)

＊ 후각은 개인차가 크다.

그리고 그 때는 후각은커녕 생명이 문제

＊ 후각이 문제가 되어도 생명에 별 지장이 없다 & 생활도 그다지 지장이 없기 때문이다.
만일 check한다면 이런 느낌 ↓

① 우선 **코막힘**을 check

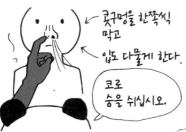

← 콧구멍을 한쪽씩 막고
입도 다물게 한다.

코로 숨을 쉬십시오.

② 눈을 감게 하고

뭔가 냄새가 느껴지면 말해 주십시오.

라고 한다.

수~읍

보게 되면 선입관이 생기기 때문에

이것이 가능하면 단지 **코막힘**(鼻閉)입니다.
신경보다도 코 속의 문제입니다.

알레르기성 비염 일 수도 있다.

③ 액체를
   커피
   비누
   바닐라에센스
   }를 코 끝까지 살짝 가져간다.

④ 냄새가 나면

무슨 냄새 일까요?

라고 물어봅니다.

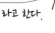

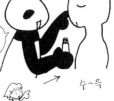

으~음
풀?
↑
맞았으면 OK

네가지 중에 진찰실에서 가장 흔히 굴러다니는 거야.
나머지는 근처에 없어서 따로 준비해야 돼.

⑤ **반대편** 콧구멍도 똑같이 합니다.

～ 눈으로 보이는 것의 check방법 ～

다음은 II 번 시신경 즉 👁 눈

보려—고 생각하면— 얼마든—지— 볼 수 있다— 하지만— 그럴 시간도—
틈도 없—다— 모두 귀찮아— ♪
포인트를— 잡—자— ♪

잘 보는
순서대로
↓

1	대광반사	← 필수!! 보통 내라라면 이것만으로 충분
2	안저	← 신경내라라면 하면 편리
3	시력	← 시력이 떨어지는 사건이 있었다면(외상 등) 하자!
4	시야	← 시야에 이상이 생기는 사건 (녹내장 등)이나 환자의 호소가 있으면 하자!

1 대광반사는 『팍하고 감이 오는 몸의 진찰법』 P.31 참조!!

2 안저

✿ 안저란 무엇인가 (눈의 바닥이네)

눈 속은 사물을 보기 위해서 기본적으로 투명합니다.
투명하지 않으면 그 뒤가 그늘이 져서
아무 것도 보이지 않게 됩니다.

⇨ 외부에서 빛이 들어오면
　　눈 속의 망막이나
　　시신경을
　　볼 수 있습니다.

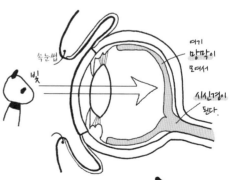

속눈썹

빛

여기
망막이
모여서

시신경이
된다.

이것을 보기 위한 기계가

안저경(funduscope)이다!!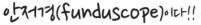

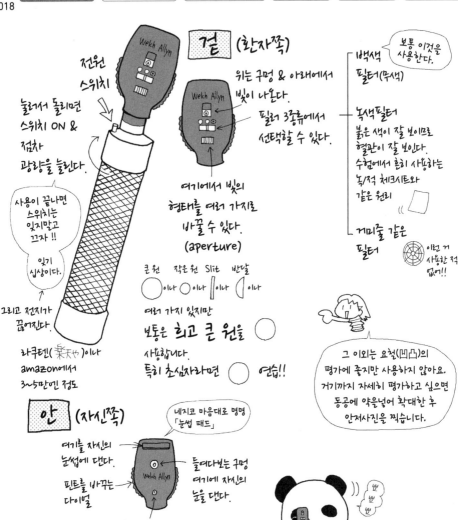

전원 스위치

Welch Allyn

눌러서 돌리면 스위치 ON & 점차 광량을 늘린다.

사용이 끝나면 스위치는 잊지말고 끄자 !! 잊기 십상이다.

그리고 전지가 끊어진다.

라쿠텐(楽天)이나 amazon에서 3~5만인 정도

걸 (환자쪽)

위는 구멍 & 아래에서 빛이 나온다.

필터 3종류에서 선택할 수 있다.

Welch Allyn

여기에서 빛의 형태를 여러 가지로 바꿀 수 있다. (aperture)

큰 원 작은 원 Slit 반달
◯이나 ◯이나 ❘이나 ◖이나

여러 가지 있지만

보통은 희고 큰 원을 ◯ 사용합니다.

특히 초심자라면 ◯ 연습!!

백색 필터(무색)

보통 이것을 사용한다.

녹색필터

붉은 색이 잘 보이므로 혈관이 잘 보인다. 수험에서 흔히 사용하는 녹/적 체크시트와 같은 원리

거미줄 같은 필터

이런 거 사용한 적 없어!!

그 이외는 요철(凹凸)의 평가에 좋지만 사용하지 않아요. 거기까지 자세히 평가하고 싶으면 동공에 약을넣어 확대한 후 안저사진을 찍습니다.

안 (자신쪽)

여기를 자신의 눈썹에 댄다.

핀트를 바꾸는 다이얼

네지코 마음대로 명명 「눈썹 패드」

들여다보는 구멍 여기에 자신의 눈을 댄다.

Welch Allyn

핀트 각도의 숫자는 여기에 나타난다!!

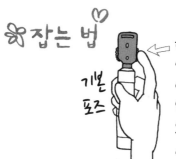

✿잡는 법 ♡

기본 포즈

핀트다이얼에 엄지를 대고 언제라도 돌릴 수 있도록 한다. 오른손으로 잡으면 이렇게

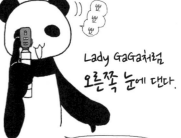

Lady GaGa처럼 오른쪽 눈에 댄다.

대부분의 사람은 오른손잡이여서 오른쪽 눈이 하기 쉽다.

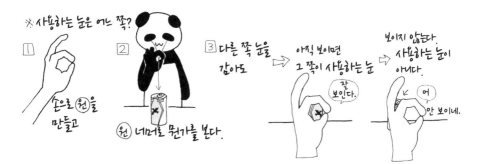

※ 사용하는 눈은 어느 쪽?

① 손으로 (원)을 만들고

② (원) 너머로 뭔가를 본다.

③ 다른 쪽 눈을 감아도

아직 보이면 ⇒ 그 쪽이 사용하는 눈

잘 보인다.

보이지 않는다. → 사용하는 눈이 아니다.

어 안 보이네.

❀ 들여다 보자

① 자신의 얼굴에 착 붙입니다.

초심자 중에 안경을 쓴다면 하기가 어렵다. 콘텍트렌즈 or 나안으로 연습하자.

찰싹!! 붙인다.

(1) 눈섭패드를 오른쪽 눈섭에 댄다.

(2) 오른손을 볼에 붙인다.

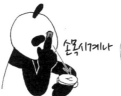

2군데에서 고정하면 잘 흔들리지 않는다.

❀ 핀트를 맞추자

② 30cm 정도 앞의 것을 보고 핀트를 맞추자.

손바닥 (손금)이나

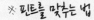

손목시계나

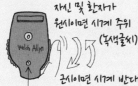

자신의 나안 도수를 기억해 두면 좋아요!!

네지코는 근시로 -3입니다.

※ 핀트를 맞추는 법

Welch Allyn

여기에 숫자가 나타난다.

자신 및 환자가 원시이면 시계 주위 (녹색글씨)

근시이면 시계 반대 방향 (녹색글씨)

근시도 원시도 아니면 ◯ (제로)에서 딱 망막에 핀트가 맞습니다.

· 녹색글씨라면 : 볼록렌즈 측 원시인 사람용 (숫자는 + 로 표현)

· 빨간글씨라면 : 오목렌즈 측 근시인 사람용 (숫자는 - 로 표현)

환자가 근시 (-1), 자신도 근시 (-1)이면 합계 (-1)+(-1)=(-2)로 핀트가 맞을 것입니다.

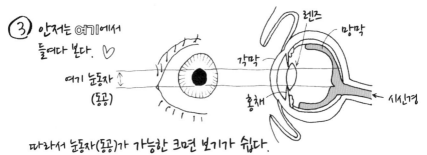

③ 안저는 여기에서 들여다 본다. ♡

여기 눈동자 (동공)

렌즈
망막
각막
홍채
시신경

따라서 눈동자(동공)가 가능한 크면 보기가 쉽다.

➡ <u>방을 어둡게</u> 합니다!

➡ 안과에서는 산동제(동공을 확대시키는 약)를 점안합니다.

❀ 우선은 오른쪽눈부터 보는 것이 편하다

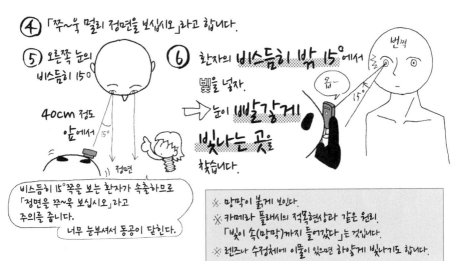

④ 「쭈~욱 멀리 정면을 보십시오」라고 합니다.

⑤ 오른쪽 눈의 비스듬히 15°

40cm 정도 앞에서

15°
정면

비스듬히 15°쪽을 보는 환자가 속출하므로 「정면을 쭈~욱 보십시오」라고 주의를 줍니다.
너무 눈부셔서 동공이 닫힌다.

⑥ 환자의 <u>비스듬히 밖 15°</u>에서 빛을 넣자.

번쩍
옹~
15°

➡ 눈이 <u>빨갛게</u> <u>빛나는 곳을</u> 찾습니다.

※ 망막이 붉게 보인다.
※ 카메라 플래시의 적목현상과 같은 원리. 「빛이 속(망막)까지 들어갔다」는 것입니다.
※ 렌즈나 수정체에 이물이 있으면 하얗게 빛나기도 합니다.

⑦

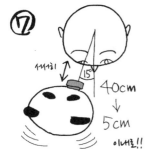

서서히
15°
40cm
↓
5cm
이내로!!

그대로 <u>눈에서 5cm 거리까지</u>

서서히 접근한다! 5cm 이내이면 상대의 눈썹에 <u>닿을 정도!! 너무 가까워!!</u>

뻔뻔할 정도로 가까운 거리라 매우 부자연스러운 상태!!

⑧ 다른 한 쪽 손은

① 환자의 어깨 →

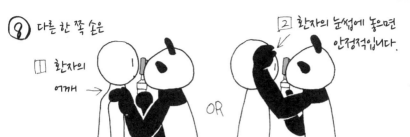

OR

② 환자의 눈썹에 놓으면 안정적입니다.

⑨ 핀트가 맞으면 & 제대로 15°에서 빛이 들어가면 이런 것이 보일 것입니다. →

주황색

검붉다

어디 혈관일까

… 그것은 망막혈관

솔직히 여기까지가 제일 수고

여기에서 아무 것도 보이지 않는 경우는 대개 핀트가 맞지 않기 때문입니다.

⑩ 일단 혈관이 보이면 거기에서 절대로 **눈을 떼지 말고** **한줄** 혈관을 **정하여** **따라갑니다.**

중심에서 가까운 쪽이 굵으므로 굵은 쪽을 따라 간다.

⑪ 중심으로 점점 가까워지다가……마침내 중심!! 인 곳에서 **바탕색이 회색을 띤 오렌지** 에서 → **밝은 노랑색으로** 갑자기 변합니다. 그곳이 **시신경유두**다!!

이렇게

시신경

이곳을 UP

되어 있다.

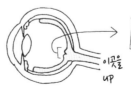

반대가 이것이 보이지 않는다면 중심에서 밖을 향해서 나가게 된다. → 반대로 가봅니다.

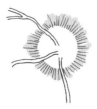

시신경이 유두처럼 솟아 있어서 경계선이 확실히 보입니다.

조금 회색을 띠고 있다.

🌸 여기에서 전체 지도를 소개

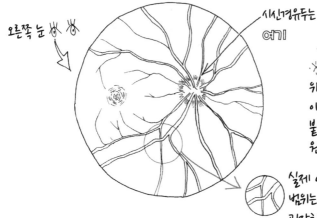

오른쪽 눈

시신경유두는 여기!

※ 시신경은 위에서 보면 이렇게 "조금 비스듬히" 붙어 있으므로 원 중심보다 코쪽에 있습니다.

실제 안저경으로 보이는 범위는 단지 이것뿐. 굉장히 좁다.

그런 연유로 시신경유두도 한번에 보이는 범위가 매우 좁습니다. 빙글 돌려서 전 둘레를 보자.

빙~글

이런거야

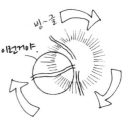

🌸 이렇게 되면 이상이 있는 거예요!!

○ 시신경유두가 **굉장히 크다.**

○ 게다가 **앞으로 튀어나와 있다.**

○ 경계가 뚜렷하지 않다.

핀트가 어긋날 정도로

※ 참고로 옆의 다이얼을 3칸 움직이면 핀트가 앞으로 1mm 움직였다고 생각하자.

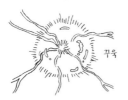

꾸욱

⟹ 이것을 유두부종이라고 합니다.

⟹ 눈이 뒤에서 꽉꽉 눌리고 있다.

쿡쿡

히-

= **뇌압항진** 상태입니다. 굉장히 위험해요!!

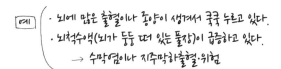

예
- 뇌에 많은 출혈이나 종양이 생겨서 콕콕 누르고 있다.
- 뇌척수액(뇌가 둥둥 떠 있는 물장)이 급증하고 있다.
  → 수막염이나 지주막하출혈·위험

보통 안저는 유듀부종이 있는지 없는지만 보면 오케이입니다. ♡

나머지는 참고 ♡

⑫ 다음은 혈관을 따라서 중심 에서 → 밖으로 보러 가자.

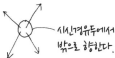

시신경유두에서 밖으로 향한다.

대략적인 포인트

📖 횡문

한가운데 조금 어두운 곳

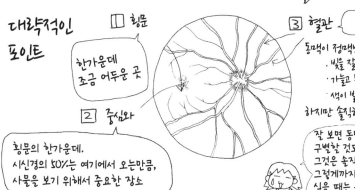

③ 혈관 ── 동맥 & 정맥

동맥이 정맥보다
- 빛을 잘 반사한다.
- 가늘고 둥글다. 라고
- 색이 밝다.

하지만 솔직히 잘 모르겠어요.

잘 보면 동맥과 정맥을 구별할 것도 같지만 그것은 솔직히 힘들어요- 그렇게까지 자세히 보고 싶을 때는 솔직히 안저사진을 찍는 게 낫지요.

② 중심와

횡문의 한가운데. 시신경의 50%는 여기에서 오는만큼, 사물을 보기 위해서 중요한 장소

예 유명한 부분만

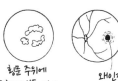

- 황반변성

횡문 주위에 모하게 부푼 것이 다발

- 황반원공

왜인지 구멍이!!

- 당뇨병인 사람 출혈

백반

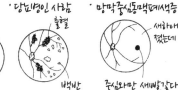

- 망막중심동맥폐색증

새하얘 졌는데

중심와만 새빨갛다!! (cherry red spot)

큰일났다!! 동맥이 막혔다!!

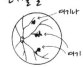

- 안저출혈

여기나

여기

- 출혈경향 ↑ 은 1병
- 백혈병
- 감염성 심내막염 주위를 check

⇒ 이상한 소견이 나타나면 당황하지 말고 안과로 보내서 안저사진을 찍게 합니다.

〰️ 진심으로 안저를 보고 싶을 때, 안과에서는

사실 안저는 신경과 동맥을 육안으로 볼 수 있는 유일한 장소입니다.

① 동공을 약으로 확대시키고
(산동제를 사용한다. 금기에 주의!!)
② 방안을 깜깜하게 합니다.
③ 사진을 찍습니다.

> ※ 금기(해서는 안된다)
> · 협우각 녹내장
> · 동공의 반응(신축)을 보고자 할 때

✤ 참고로 왼쪽눈은 ······ 하기가 매우 힘들다.

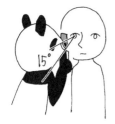

외측 15°에서 보므로
오른쪽 눈은 보기가 쉽지만

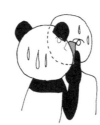

왼쪽 눈은 보기가 매우 힘들다.

솔직히 **거북한** 거리입니다.

코가 방해가 되고
키스하는 각도 같다.

⇒ 따라서!! 환자의 **왼쪽 눈**을 볼 때는
왼손으로 안저경을 잡고
왼쪽 눈으로 들여다봅니다.

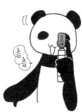

사용하는 손이 아니고
사용하는 눈이 아니라서
처음에는 힘들겠지만
착실히 연습하자!!

❀ 안보여요ー!!

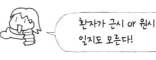

환자가 근시 or 원시
일지도 모른다!

원인 ① 대개 핀트가 맞지 않았습니다.
→ 다이얼을 인지로 찰칵찰칵 돌리자!

원인 ② 뭔가가 보이기는 해도 그것이 「무엇인지」 알 수 없는 경우가 많다.

원인 ③ 눈이 부시다! 환자가 「그만해요」라고 하기도 한다.
→ 동공이 아무래도 축소되어 점점 보기가 힘들어집니다.
→ 따라서 장시간 할 수가 없습니다. 신속히 할 수 있도록 연습합니다!

원인 ④ 연애관계가 아니면 있을 수 없는 가까운 거리 ── ◖◗ 거북해 ─◖◗
→ 환자서는 연습할 수 없는 수기니까 가족, 연인, (동성) 친구에게 필사적으로
부탁하여, 눈을 빌리자!!

③ 시야

말하자면 보이는 범위입니다.

「시야가 좁아지는」것은 스스로는 자각하지 못하는 것

✿ 시야는 반으로 나눈 볼과 같은 것

머리를 움직이지 못한다 & 안구를 움직이지 못할 때의 자연스런 시야는 이런 것

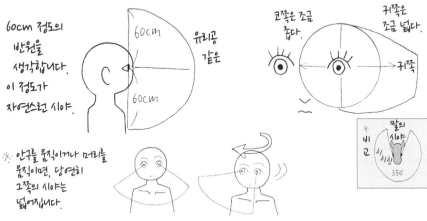

60cm 정도의 반원을 생각합니다. 이 정도가 자연스런 시야.

60cm / 60cm / 유리공 같은

코쪽은 조금 좁다. / 귀쪽은 조금 넓다. / 귀쪽

비교 / 말의 시야 / 350°

※ 안구를 움직이거나 머리를 움직이면, 당연히 그쪽의 시야는 넓어집니다.

▷ 머리를 움직이지 못하게
안구를 움직이지 못하게
} 하기 위해서 이렇게 주문합니다. ↓

① **80cm** 정도 떨어져서 마주 보고 앉는다.

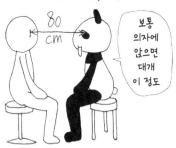

80 cm

보통 의자에 앉으면 대개 이 정도

② 서로 마주하는 눈을 보고 또 한 쪽은 손으로 가린다.

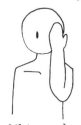

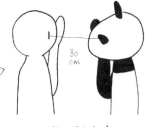

80 cm

오른쪽 눈의 시야를 보고 싶으면 →왼쪽 눈을 가리게 한다.

자신도 그 정면의 눈 (이 경우 오른쪽)을 가린다.

③ 이 상태에서

저의 이쪽 눈을 계—속 보십시오.
눈은 움직이지 마십시오—

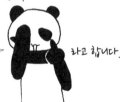

라고 합니다.

④ 시야결손은 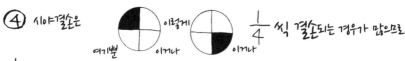 이렇게 $\frac{1}{4}$ 씩 결손되는 경우가 많으므로
여기뿐 이거나 이거나

$\frac{1}{4}$ 씩 check하면 효율적이에요!

여러 가지 방식이 있지만
가장 간단해서 소개

❀ 처음에는 대략적으로 가장 간단한 것

⑤ 환자 귀의 바로 옆 60cm에서
손가락을 펄럭거린다.

이게
보입니까?

⑥ 동시에 양쪽의
펄럭거림이 보이면
시야는 정상

⑦ 보이지 않으면
라고 하면서
한쪽씩 중심으로 접근해 간다.

손가락이 보이면
말씀해 주세요.

⑧ 상하 60cm에서도 시도해 봅니다.

60cm
60cm

❀ 조금 더 가는 것

⑤ 부터 손가락을 1개 2개 5개 중에서
3개나 4개는
분간하기 힘들므로

⑥ 자신에게도 보이지 않을 정도로 비스듬히
stand by

팔을 펼 수 있는 만큼 비스듬히
편다는 느낌으로

귀쪽의 시야가 결손되는
경우가 많으므로
그쪽 (바깥쪽)에서 하자.

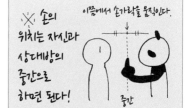
☀ 손의
위치는 자신과
상대방의
중간으로
하면 된다!

이쯤에서 손가락을 움직인다.

중간

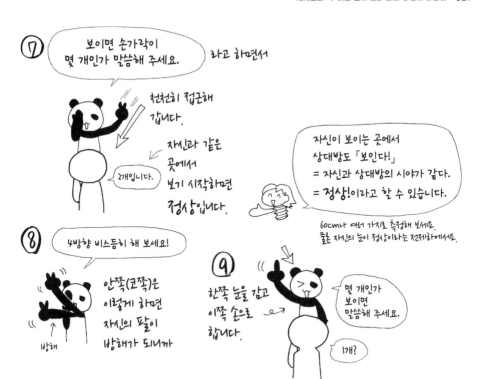

⑦ 보이면 손가락이 몇 개인가 말씀해 주세요.

라고 하면서

천천히 접근해 갑니다.

자신과 같은 곳에서 보기 시작하면 정상입니다.

2개입니다.

자신이 보이는 곳에서 상대방도 「보인다!」 = 자신과 상대방의 시야가 같다. = 정상!이라고 할 수 있습니다.

60cm나 여러 가지로 측정해 보세요. 물론 자신의 눈이 정상이라는 전제하에서요.

⑧ 4방향 비스듬히 해 보세요!

안쪽(코쪽)은 이렇게 하면 자신의 팔이 방해가 되니까

방해

⑨ 한쪽 눈을 감고 이쪽 손으로 합니다.

몇 개인가 보이면 말씀해 주세요.

1개?

⑩ 이것으로 정상이면 그 이상 검사할 필요가 없습니다.

대략적으로 검사하여 이상이 있으면 더 자세히 검사합니다.

※ 시야가 좁은 것 같으면 보다 자세히, 정확하게

⑪ 작은 시야결손을 검사하는 데는 5mm 정도의 작은 것이 좋다고 합니다.
작고 빨간 물체가 시야에서 사라지게 하기가 가장 쉽습니다.

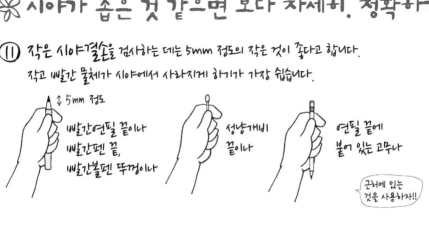

↕ 5mm 정도

빨간연필 끝이나 빨간펜 끝, 빨간볼펜 뚜껑이나

성냥개비 끝이나

연필 끝에 붙어 있는 고무나

근처에 있는 것을 사용하자!!

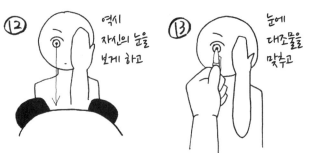

⑫ 역시 자신의 눈을 보게 하고

⑬ 눈에 대조물을 맞추고

⑭ 비스듬히 4방향에서 똑같이 합니다.

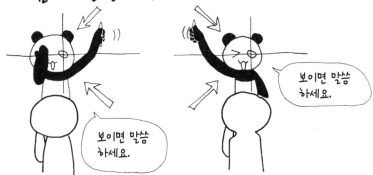

보이면 말씀 하세요.

보이면 말씀 하세요.

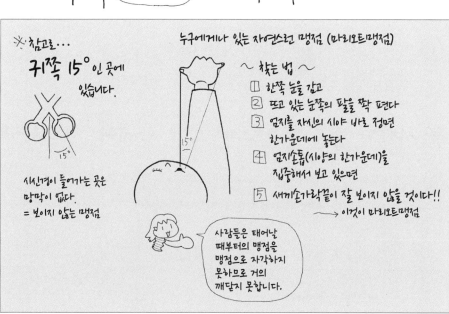

※ 참고로...
귀쪽 15° 인 곳에 있습니다.

시신경이 들어가는 곳은 망막이 없다.
= 보이지 않는 맹점

누구에게나 있는 자연스런 맹점 (마리오트맹점)

~ 찾는 법 ~

① 한쪽 눈을 감고
② 뜨고 있는 눈쪽의 팔을 쫙 편다
③ 엄지를 자신의 시야 바로 정면 한가운데에 놓는다
④ 엄지손톱(시야의 한가운데)을 집중해서 보고 있으면
⑤ 새끼손가락끝이 잘 보이지 않을 것이다!!
　　→ 이것이 마리오트맹점

사람들은 태어날 때부터의 맹점을 맹점으로 자각하지 못하므로 거의 깨닫지 못합니다.

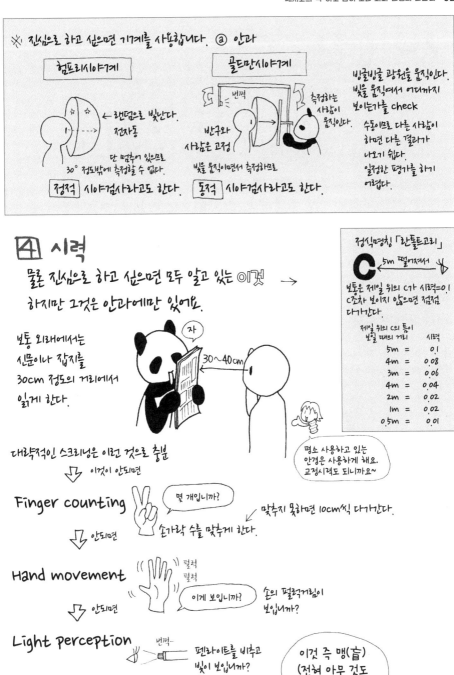

※ 진심으로 하고 싶으면 기기를 사용합니다. ② 안과

험프리시야계

← 랜덤으로 빛난다. 전자동

단 평축이 있으므로 30° 정도밖에 측정할 수 없다.

정적 시야검사라고도 한다.

골드만시야계

번쩍

반구와 사람은 고정

빛을 움직이면서 측정하므로

측정하는 사람이 움직인다.

동적 시야검사라고도 한다.

빙글빙글 광원을 움직인다. 빛을 움직여서 어디까지 보이는가를 check

수동이므로 다른 사람이 하면 다른 결과가 나오기 쉽다. 일정한 평가를 하기 어렵다.

4 시력

물론 진심으로 하고 싶으면 모두 알고 있는 이것 →
하지만 그것은 안과에만 있어요.

보통 외래에서는 신문이나 잡지를 30cm 정도의 거리에서 읽게 한다.

자

30~40cm

정식명칭 「란톨트고리」

C — 5m 떨어져서

보통은 제일 위의 C가 시력=0.1 C조차 보이지 않으면 점점 다가간다.

제일 위의 C의 틈이 보일 때의 거리 / 시력

거리	시력
5m =	0.1
4m =	0.08
3m =	0.06
4m =	0.04
2m =	0.02
1m =	0.02
0.5m =	0.01

대략적인 스크리닝은 이런 것으로 충분
⇩ 이것이 안되면

평소 사용하고 있는 안경은 사용하게 해요. 교정시력도 되니까요~

Finger counting
몇 개입니까?
맞추지 못하면 10cm씩 다가간다.
⇩ 안되면 손가락 수를 맞추게 한다.

Hand movement
펄럭 펄럭
⇩ 안되면 이게 보입니까? 손의 펄럭거림이 보입니까?

Light perception
번쩍
펜라이트를 비추고 빛이 보입니까?
이것도 안 보이면 「광각무」라고 표현합니다.

이것 즉 맹(盲) (전혀 아무 것도 보이지 않는 상태)

〜 안구운동 〜

Ⅲ	3번·동안신경	⎫	이 3가지로
Ⅳ	4번·활차신경	⎬	눈동자를 빙글빙글
Ⅵ	6번·외전신경	⎭	움직이는 거에요!!

> 어?
> 5번이 빠졌네?

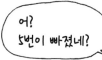

> 5번은 나중에 할 거예요—
> p34로 40!!

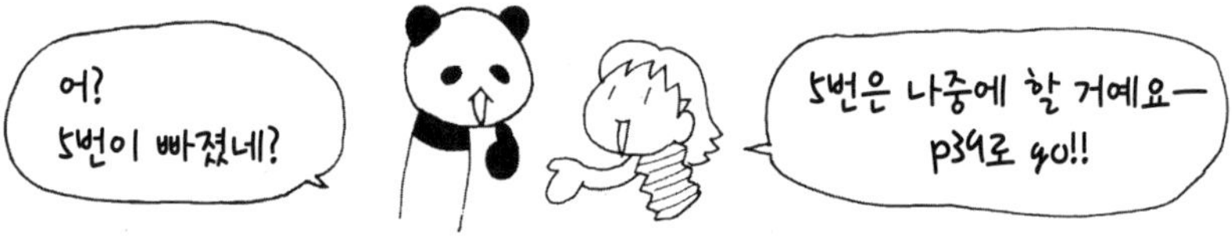

❀ 눈동자의 움직임을 check하자

하는 방법은 간단

① 지금까지와 마찬가지로
정면으로 마주 앉아서

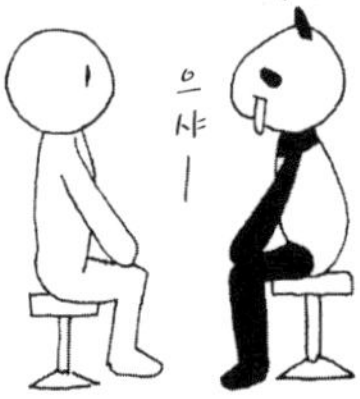

으
샤

② 손가락을 하나

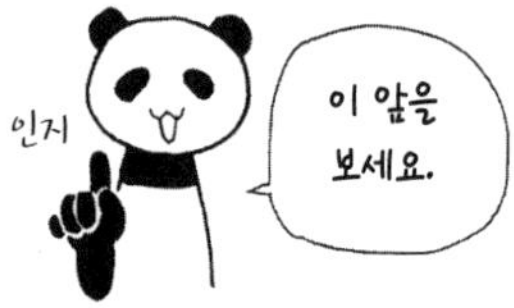

인지

> 이 앞을
> 보세요.

물론 펜끝이나
펜라이트
(켜지 않은
상태)도 됩니다.

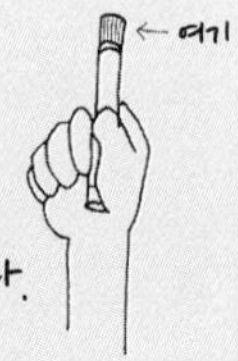

← 여기

③ 「머리는 움직이지 말고
눈으로만 이것을
따라가세요.」
라고 한다.

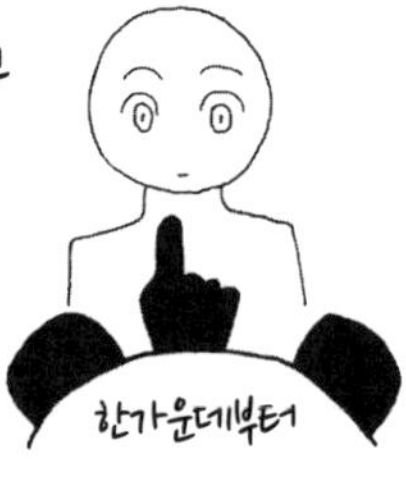

한가운데부터

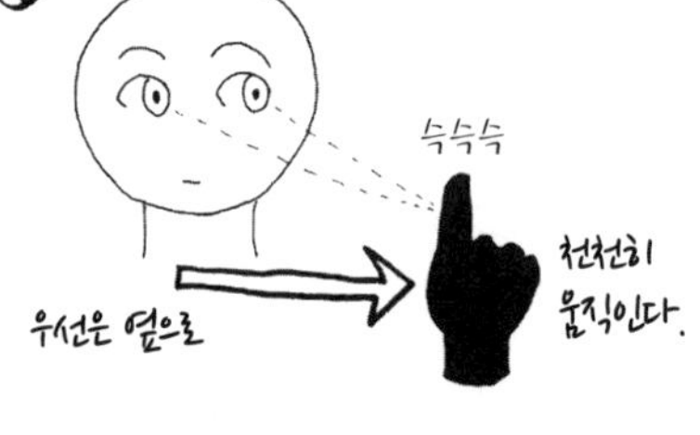

⑤ 여기에서
머리가 움직일 것
같으면 다른 한 손으로
머리를 고정합니다.

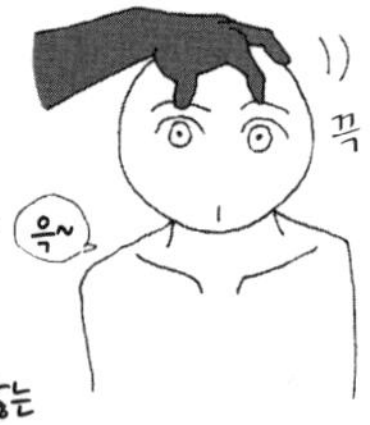

욱~

꾹

눈동자가 잘 움직이지 않는
사람일수록 머리를 움직이기가 쉽다.

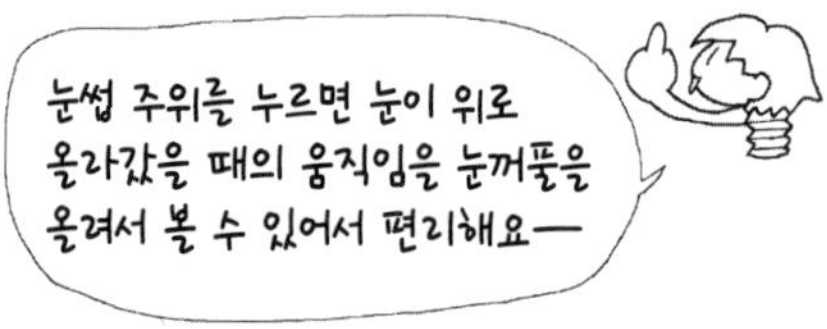

④

느느느

우선은 옆으로

천천히
움직인다.

> 눈썹 주위를 누르면 눈이 위로
> 올라갔을 때의 움직임은 눈꺼풀을
> 올려서 볼 수 있어서 편리해요—

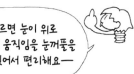

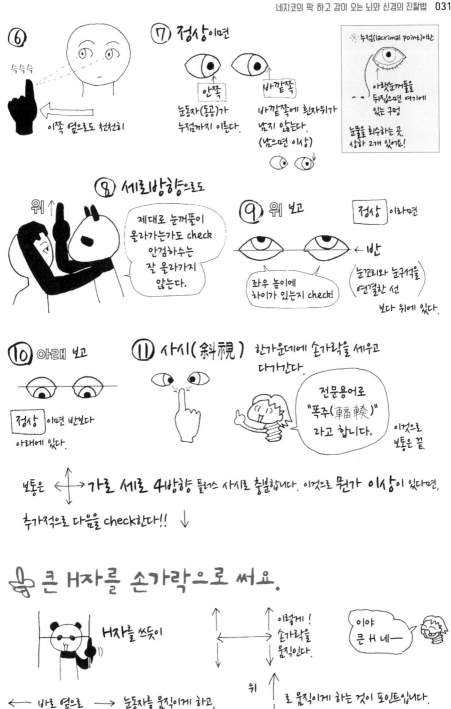

⑥
늑늑늑

이쪽 옆으로도 천천히

⑦ 정상이면

안쪽
눈동자(동공)가
누점까지 이른다.

바깥쪽
바깥쪽에 흰자위가
남지 않는다.
(남으면 이상)

※ 누점(lacrimal point)이란
아랫눈꺼풀을
뒤집으면 여기에
있는 구멍
눈물을 회수하는 곳
상하 2개 있어요!

⑧ 세로방향으로도

위 ↑

제대로 눈꺼풀이
올라가는가도 check
안검하수는
잘 올라가지
않는다.

⑨ 위 보고   정상 이라면

← 반
눈꼬리와 눈구석을
연결한 선
보다 위에 있다.

좌우 높이에
차이가 있는지 check!

⑩ 아래 보고

정상 이면 반보다
아래에 있다.

⑪ 사시(斜視)   한가운데에 손가락을 세우고
다가간다.

전문용어로
"폭주(輻輳)"
라고 합니다.

이것으로
보통은 끝.

보통은 ←→ 가로 세로 4방향 플러스 사시로 출발합니다. 이것으로 뭔가 이상이 있다면,
추가적으로 다음을 check한다!! ↓

큰 H자를 손가락으로 써요.

H자를 쓰듯이

이렇게!
손가락을
움직인다.

이야
큰 H 네—

← 바로 옆으로 → 눈동자를 움직이게 하고,

위
아래

로 움직이게 하는 것이 포인트입니다.

032

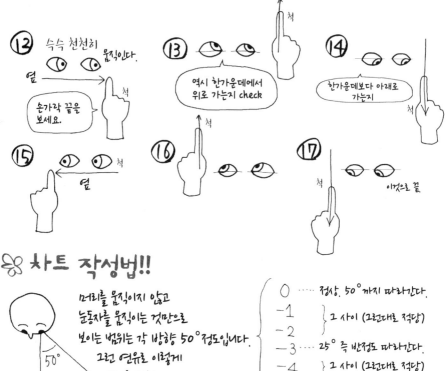

❀ 차트 작성법!!

머리를 움직이지 않고
눈동자를 움직이는 것만으로
보이는 범위는 각 방향 50°정도입니다.
그런 연유로 이렇게
득점을 정하여

0 ····· 정상. 50°까지 따라간다.
-1 ┐ 그 사이 (그런대로 적당)
-2 ┘
-3 ···· 25° 즉 반정도 따라간다.
-4 ┐ 그 사이 (그런대로 적당)
-5 ····· 0° 전혀! 따라가지 못한다.

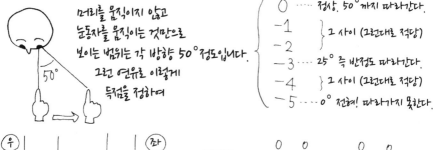

이렇게 적고 [정상] 이면

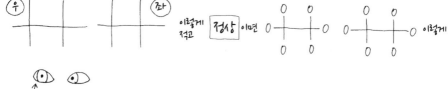

예를 들어 오른쪽 눈의 외측만
이 정도밖에 되지 않는다면
이렇게 적는다.

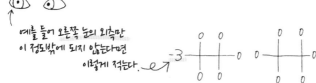

～보너스. 왜 눈동자를 H로 움직이게 하는가? ～

이제부터는 잠시 해부 이야기

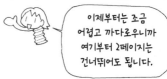

이제부터는 조금
어렵고 까다로우니까
여기부터 2페이지는
건너뛰어도 됩니다.

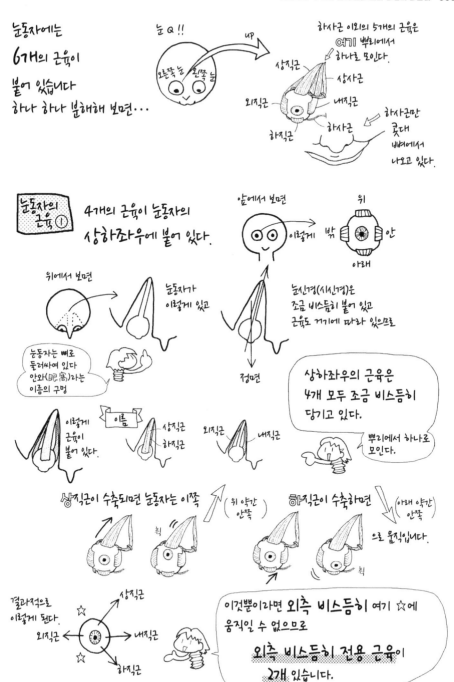

눈동자에는
6개의 근육이
붙어 있습니다
하나 하나 분해해 보면...

눈 Q !!

UP

오른쪽 눈 왼쪽 눈

하사근 이외의 5개의 근육은
@여기 뿌리에서
하나로 모인다.

상직근
상사근
외직근
내직근
하직근
하사근

하사근만 콧대
벽에서 나오고 있다.

눈동자의 근육 ①

4개의 근육이 눈동자의
상하좌우에 붙어 있다.

위에서 보면

눈동자가 이렇게 있고

앞에서 보면

이렇게

위
밖 안
아래

눈신경(시신경)은
조금 비스듬히 붙어 있고
근육도 거기에 따라 있으므로

눈동자는 뼈로
둘러싸여 있다
안와(眼窩)라는
이름의 구멍

정면

이렇게
근육이
붙어 있다.

이름

상직근
하직근

외직근 내직근

상하좌우의 근육은
4개 모두 조금 비스듬히
당기고 있다.

뿌리에서 하나로
모인다.

상직근이 수축되면 눈동자는 이쪽

(위 약간 안쪽)

하직근이 수축하면

(아래 약간 안쪽)

으로 움직입니다.

휙

휙

결과적으로
이렇게 된다.

상직근

외직근 내직근

하직근

이것뿐이라면 **외측 비스듬히** 여기 ☆에
움직일 수 없으므로

**외측 비스듬히 전용 근육이
2개 있습니다.**

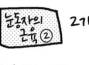 눈동자의 근육②

2개의 사근(斜筋)이 상하로 붙어 있다.

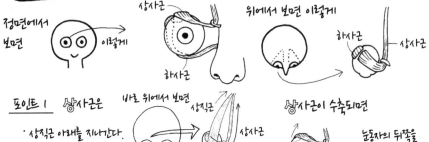

정면에서 보면 이렇게

상사근 위에서 보면 이렇게 하사근 상사근

하사근

포인트 1 상사근은

바로 위에서 보면 상직근 상사근 ★

- 상직근 아래를 지나간다.
- 활차처럼
  여기 ★ 에 걸려서
  안쪽으로 잡아당기는 시스템

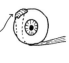

> 그래서 이 근육을 움직이는 신경은 활차신경이라는 이름이 붙어 있습니다.

- 근육이 안구 뒤쪽에 비스듬히 붙어 있다.

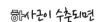

상사근이 수축되면

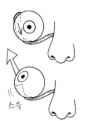

눈동자의 뒤쪽을 비스듬히 위로 매끄럽게 올라가므로 눈동자는 여기

(아래 약간 바깥쪽)

포인트 2 하사근은 ·활차시스템 없음

- 이 근육만 코 옆에서 나온다.
- 안구 아래를 지나서 안구 위쪽에 착지

> 이름은 하사근인데···

하사근이 수축되면

눈동자 위쪽을 비스듬히 아래로 미끄러지듯이 내려가므로 눈동자는 이쪽

(위 약간 바깥쪽)

정리하면 이런 식으로 눈동자는 움직이고 있습니다.

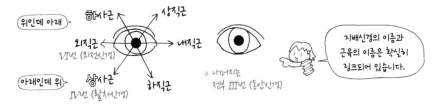

위인데 아래 → 하사근 상직근

외직근 내직근
VI번 (외전신경)

아래인데 위 → 상사근 하직근
IV번 (활차신경)

※ 나머지는 전부 III번 (동안신경)

> 지배신경의 이름과 근육의 이름은 확실히 링크되어 있습니다.

따라서 신경이나 근을 정확히 보고 싶다면 비스듬한 방향도 check해야 합니다.

······ 그러면 여기까지는 **해부 세계**의 이야기.

해부나 신경생리 교과서에는 정확히 이렇게 쓰여 있습니다

🌸 어? 뭔가 다른 교과서와 다르네?

하지만!! 임상 교과서(안과나 신경내과나 진단학)에는 이렇게 쓰여 있습니다!!

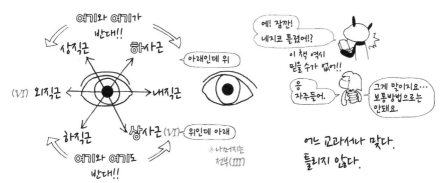

에! 잠깐!
네지코 틀렸어!?

이 책 역시
믿을 수가 없어!!

응
자주들어.

그게 말이지요···
보통방법으로는
안돼요.

어느 교과서나 맞다.
틀리지 않다.

🌸 왜일까요?

① 예를 들어
상사근에 관해서
생각해 봅시다.

활차신경(IV)이
살아있으면
이 근육이
마비됩니다.

②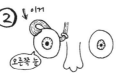

가운데에 눈동자가 있는 곳에서
상사근이 수축되면

③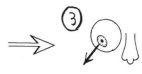

확실히 눈동자는
이렇게 움직입니다.

④ 하지만, 예를 들어 상사근이 **단독**으로 움직이지 못하더라도

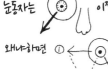

눈동자는   이쪽으로 움직일 수 있습니다.

왜냐하면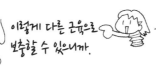

이렇게 다른 근육으로
보충할 수 있으니까.

①의 벡터와 ②의 벡터를
합하면 ③의 벡터가 됩니다.
즉 ①과 ②가 수축되면 ③의
방향으로는 움직일 수 있다.

⑤ 실은 상사근이 **단독**으로 손상되었을 때에 **할 수 없는 움직임**은 이것입니다.

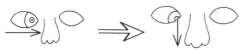

유일하게 이것을
할 수 없습니다.

눈을 안쪽으로 모은 **다음에!!** 아래로 움직인다.

⑥ 따라서 앞에서 한 ㅂ 중 이것을 하면

(1)   (2)

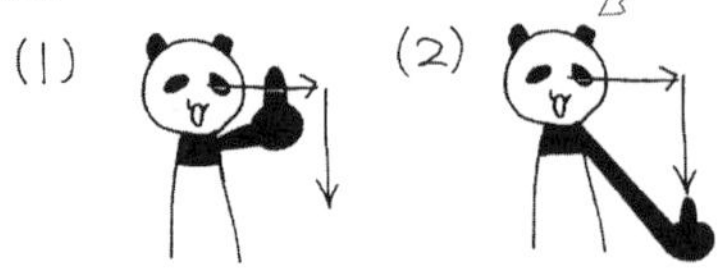

상사근의 이상 여부를
check할 수 있습니다.

눈동자를 안쪽으로 모은 후에 아래로 내린다!!

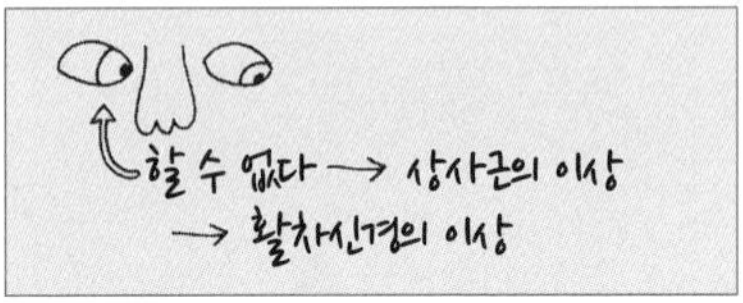

할 수 없다 → 상사근의 이상
→ 활차신경의 이상

안구를 아래로 회전시키는 것은
하직근과 상사근의 양쪽에서
하고 있습니다.

내전 (사시) 시키면,
「아래로 회전시키는」 일을 하직근이
도울 수 없게 되어
유일하게 「상사근」만으로 움직이게 됩니다.

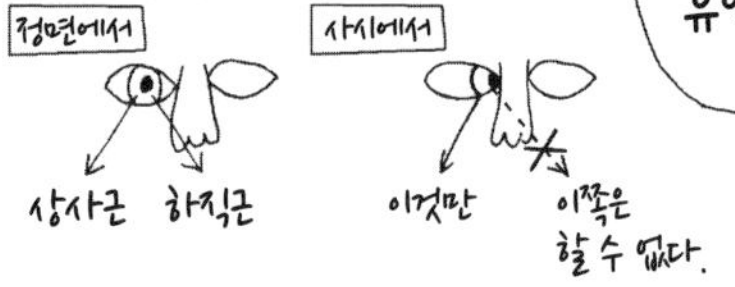

| 정면에서 | 사시에서 |

상사근 하직근   이것만 이쪽은
할 수 없다.

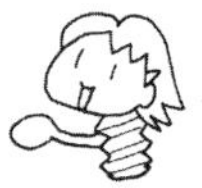

다른 근육은
도울 수 없습니다.

⑦ 마찬가지로

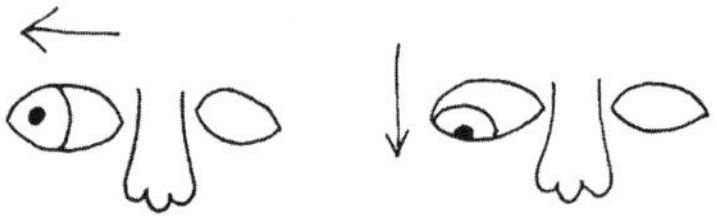

←   ↓

밖으로 향한 다음   아래 !!

하직근이
단독으로 손상되었을 때에
유일하게 할 수 없는 움직임

⑧ →   ↑

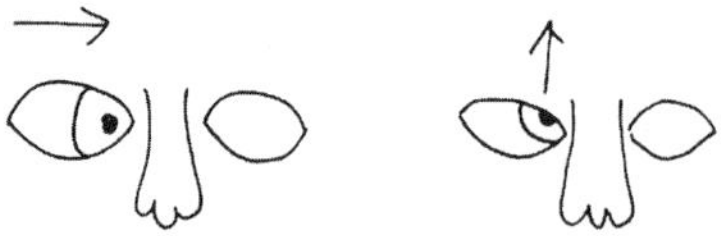

안으로 향한 다음   위 !!

하사근이
단독으로 손상되었을 때에
유일하게 할 수 없는 움직임

⑨ ←   ↑

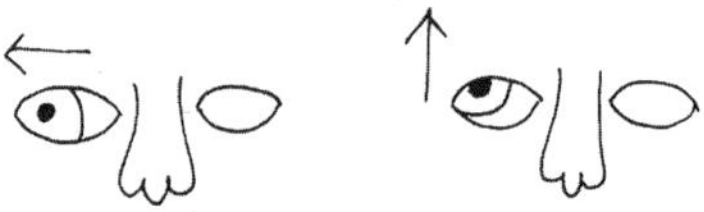

밖으로 향한 다음   위 !!

상직근이
단독으로 손상되었을 때에
유일하게 할 수 없는 움직임

⑩ 이상을 정리하면 다음과 같다.

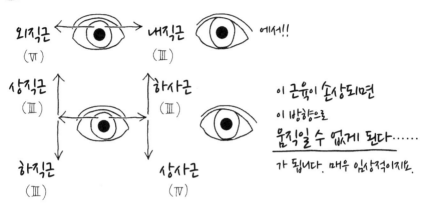

외직근
(Ⅵ)
내직근
(Ⅲ)
에서!!

상직근
(Ⅲ)
하사근
(Ⅲ)

이 근육이 손상되면
이 방향으로
움직일 수 없게 된다……
가 됩니다. 매우 임상적이지요.

하직근
(Ⅲ)
상사근
(Ⅳ)

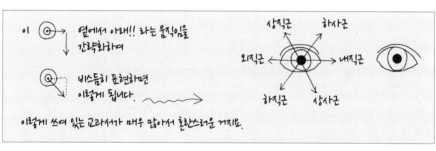

이 ⊙→ 옆에서 아래!! 라는 움직임을
간략화하여

⊙ 비스듬히 표현하면
이렇게 됩니다.

상직근   하사근
외직근   내직근
하직근   상사근

이렇게 쓰여 있는 교과서가 매우 많아서 혼란스러운 거지요.

✿이상을 근거로! H자를 써봅시다!

하는 것은 간단.

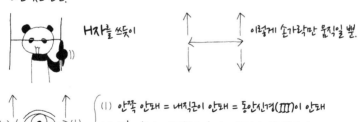

H자를 쓰듯이

이렇게 손가락만 움직일 뿐.

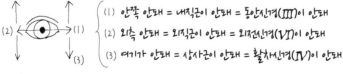

(1) 안쪽 안퇴 = 내직근이 안퇴 = 동안신경(Ⅲ)이 안퇴

(2) 외측 안퇴 = 외직근이 안퇴 = 외전신경(Ⅵ)이 안퇴

(3) 여기가 안퇴 = 상사근이 안퇴 = 활차신경(Ⅳ)이 안퇴

라는 식이 됩니다. 어느 쪽으로 하든
눈의 움직임이 이상하면 머리의 CT or MRI

병변 있음 → 신경내과
병변 없음 → 안과   로 상담하자.

∼ 보너스로 안위(眼位) 요컨대 눈동자의 위치지요! ∼

뇌에 이상한 증상이 나타나면 자연히 어디를 보고 있나하는 상태가 됩니다.

◎ 눈의 동안신경(Ⅲ) 마비

눈꺼풀이 내려간다.

동안신경(Ⅲ)은
눈꺼풀을 올리는 근육
(상안검거근)도
지배하므로
안검하수가 됩니다.

조금
외사시처럼 된다.

내전시키는 근육(내직근)이 동안신
경지배 때문에 마비되어 버린다.
→ 바깥쪽으로 당겨진다.

◎ 눈의 외전신경(Ⅵ) 마비

→ 조금
내사시처럼 된다.

외전시키는 근육(외직근)이 외전신
경지배 때문에 마비되어 버린다.
→ 안쪽으로 당겨진다.

참고로 활차신경(Ⅳ)의
단독마비는 거의
없습니다.

◎ 공동 편시(偏視)

양쪽 눈 모두 같은 방향을
향하고 있다.

뇌의 좌우 어느 한 쪽에서
위험한 일이 일어나고 있는 상태

◎ 시상(視床)의 눈

대뇌 속의 시상이라는
장소에 이상이 생기면
이렇게 된다.

✿ 사시의 check

가볍게 할 수 있는 사시 검사는 이 2가지.
어린이의 사시를 건강검진에서 발견하는 데에 매우 편리!

매우 흔히 있다.
정도에 따라서는 안경으로 치유하거나
수술을 하므로 안과에 소개

① 펜라이트로 비추기만 할 뿐!

(Hirschbery test라고도 합니다.)

(1) 정면의 펜라이트를
    보게 한다.

(2) 동공의 한가운데에 빛이
    반사되면 정상

33cm 정도
떨어져서

내사시
반사광이
바깥쪽에 어긋난다.

동공의 바깥쪽이 되기도

외사시
반사광이
안쪽에 어긋난다.

② 커버·언커버·테스트

(1) 손가락을 보게
    하고

(2) 이쪽 안구가
    움직이지 않으면
    정상

파
떼다.

너무 많이 움직이면 사시

～ 얼굴의 감각 ～

✽ 3차신경 V5번입니다.

얼굴의 감각은
3차신경(뇌신경의 5번)입니다.
문자대로 3개로 나누어져 있습니다.

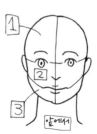
앞에서

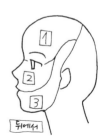
뒤에서

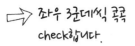
➡ 좌우 3군데씩 콕콕
check합니다.

{ 1 } 3차신경 제 1 지
{ 2 }   제 2 지
{ 3 }   제 3 지
또
3개로
나누어집니다.

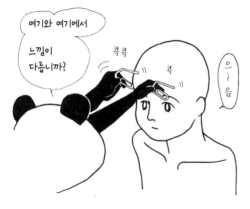

여기와 여기에서
느낌이
다릅니까?

콕콕

콕

으～음

감각을 표현하기가 어려우므로
오른쪽과 왼쪽의 차이를 물어봅니다.

➡ 좌우를 비교하여

어느 한 쪽이 둔하면
「이상하네?」
➡ 그쪽이 이상이 있다고
알 수 있습니다.

✽ 왜 좌우를 비교하나요?

신경은 뿌리는 작아도
말단이 길고 좌우로 확실히
나누어져 있습니다.

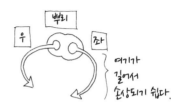
뿌리
우   좌
여기가
길어서
손상되기 쉽다.

좌우 한 번에 손상되는 경우는 매우 적습니다. &
　　　　좌우 한 번에 손상될 때는 그 정도가 아니다.

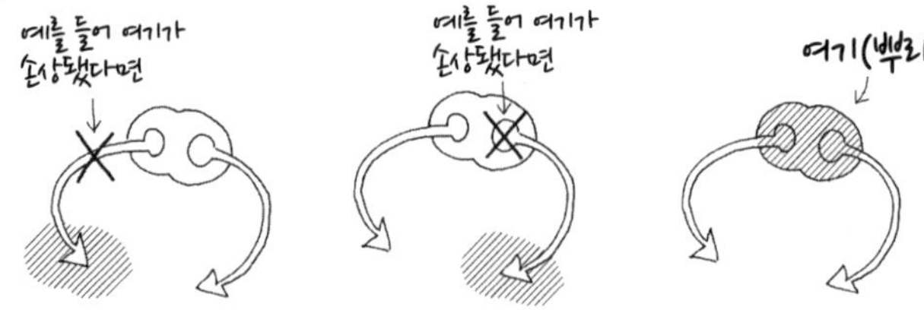

예를 들어 여기가
손상됐다면
→ 오른쪽만 이상해진다.

예를 들어 여기가
손상됐다면
→ 왼쪽만 이상해진다.

여기(뿌리)가 전체적으로 손상됐을 때는
확실히 뇌의
damage가 너무 커서
생명레벨의 얘기가 된다.

말단의 감각 정도는
아무래도 괜찮으므로
검사하지 않는다.

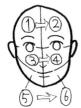

① ② ③ ④ ⑤ → ⑥

이 순서에 따라서 **오른쪽과 왼쪽의 차이**를 check합니다.

이상이 있을 때는

「좌측의 3차신경 제1지 지배영역의 촉각 저하」나
「우측의 3차신경 제3지영역의 지각저하」 등을 차트에 적습니다.

� 메롱메롱해 봅니다

이것은
얼굴에 한정되지
않고

피부의 감각에는 이 **3가지**가 있습니다.

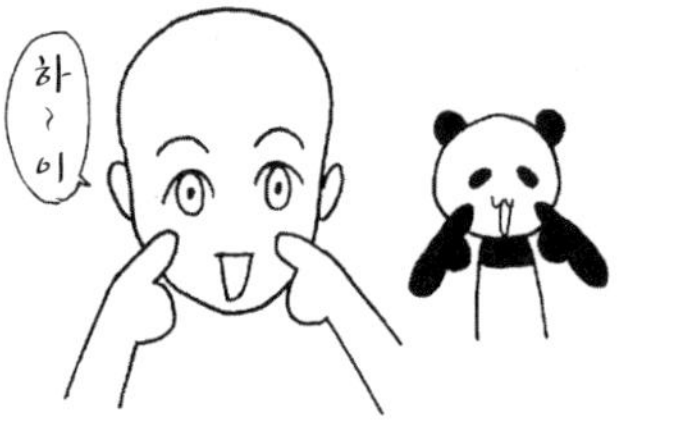

1 **통각**
2 **온도각**
3 **촉각**

이 2가지는 대개 같은
경로를 지나게 되므로
합쳐서 「온통각」이라고도
합니다.

이런 이유로 대개는

1 **통각**과 3 **촉각**을

check하면 **OK**입니다.

2 는 보통 하지 않습니다.

2 온도각은 핀포인트로 측정
할 수 있어요. 「차갑고 작은
것」을 준비하기가 어려운
이유도 있습니다.

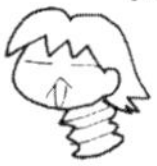

사실은 귀찮아서…
대개 진찰실에
냉장고가
없지요.

---

1 통각

사용하는 바늘이
여러 종류 있습니다.

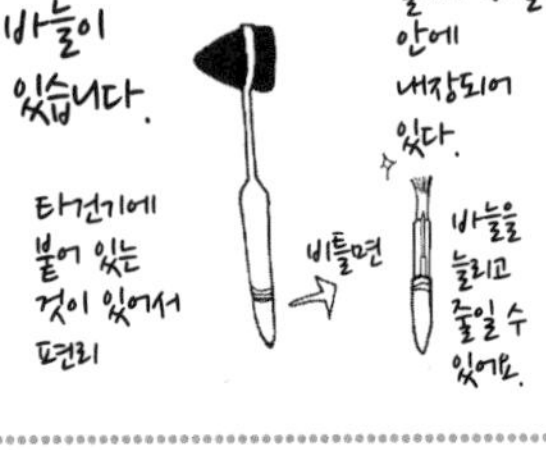

타건기에
붙어 있는
것이 있어서
편리

바늘면

솔이나 바늘이
안에 내장되어
있다.

바늘을
늘리고
줄일 수
있어요.

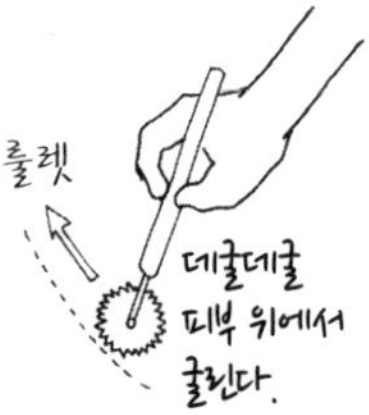

룰렛

데굴데굴
피부 위에서
굴린다.

수예에도 흔히 사용한다.

더 심한
통증이라면
이런 것도
있습니다.

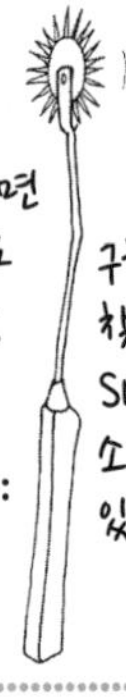

정식명칭 :
핀차나
핀휠

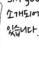

구글에서
찾으면
SM goods로
소개되어
있습니다.

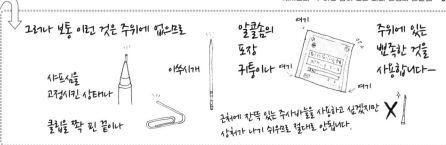

그러나 보통 이런 것은 주위에 없으므로

샤프심을
고정시킨 상태나

클립을 짝 핀 끝이나

이쑤시개

알콜솜의
포장
귀퉁이나 여기
여기

주위에 있는
뾰족한 것을
사용합니다—

근처에 잔뜩 있는 주사바늘을 사용하고 싶겠지만
상처가 나기 쉬우므로 절대로 안됩니다.

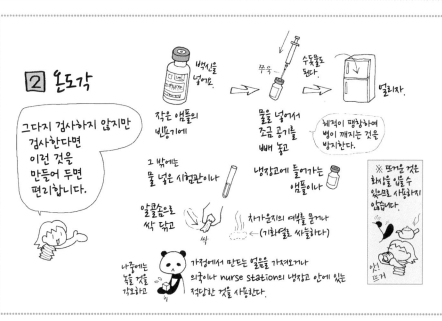

2 온도각

그다지 검사하지 않지만
검사한다면
이런 것을
만들어 두면
편리합니다.

백신을 넣어요.

작은 앰플의
빈통기에

쭈욱

수돗물도 된다.

물을 넣어서
조금 공기를
빼 놓고

체적이 팽창하여
병이 깨지는 것을
방지한다.

열리자.

그 밖에는
물 넣은 시험관이나

냉장고에 들어가는
앰플이나

알콜솜으로
싹 닦고

싹

차가운지의 여부를 물거나
(기화열로 싸늘하다)

※ 뜨거운 것은
화상을 입을 수
있으므로 사용하지
않습니다.

아차
뜨거

나중에는
녹을 것을
각오하고

가정에서 만드는 얼음을 가져오거나
의국이나 nurse station의 냉장고 안에 있는
적당한 것을 사용한다.

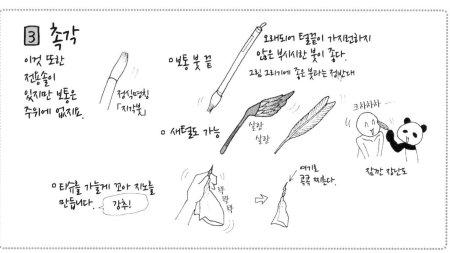

3 촉각

이것 또한
전용솔이
있지만 보통은
주위에 없지요.

정식명칭
「지각붓」

ㅇ 보통 붓 끝

오래되어 털끝이 가지런하지
않은 부시시한 붓이 좋다.
그림 그리기에 좋은 붓과는 정반대

ㅇ 새털로도 가능

실갈
실갈

크하하하

잠깐 장난도

ㅇ 티슈를 가늘게 꼬아 지노를
만듭니다. 강추!

팍
팍
팍

여기로
콕콕 찌른다.

～얼굴의 근육～

�֍ 안면신경 VII. 7번. 그 이름대로 얼굴을 만든다

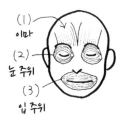

(1) 이마
(2) 눈 주위
(3) 입 주위

미용잡지에서는 **표정근**이라고도 **하지요!**

얼굴의 근육은 여러 가지 있지만
이 3개만 기억해 두면 충분합니다.

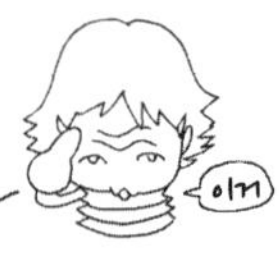

←이거

(1) 이마의 근육 : 전두근
(2) 눈 주위의 근육 : 안륜근
(3) 입 주위의 근육 : 구륜근

여러 가지 있지만 신경적으로는 **상하로 나누어** 생각하면 됩니다.

※ 왜냐하면 어느 쪽도 같은 안면신경(7번) 지배이지만
　아주 조금 다른 메커니즘으로 움직이고 있어서. 자세한 내용은 P.45로 ──→

자, 그것은 그렇다 치고, 하는 것은 간단히

✖ 우선 상반정도

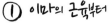

① 이마의 근육부터

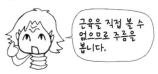

근육을 직접 볼 수
없으므로 주름을
봅니다.

무슨 일이나 위에서 순서대로
check해 가면
빠뜨리는 것이 적어요!

② 「눈썹을 올리세요.」
라고 하고

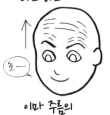

노—

이마 주름의
좌우차를 check

③ 이것으로 주름이 생기지
않으면 위를 보게 한다.

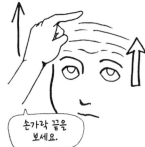

손가락 끝을
보세요.

④ 다음에 눈 주위를
꾹—, 눈을 감게 하고

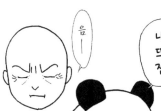

음

내가 무리하게 눈을
뜨게 할 거니까
전력을 다해 저항하십시오!!

라고 선언한 다음

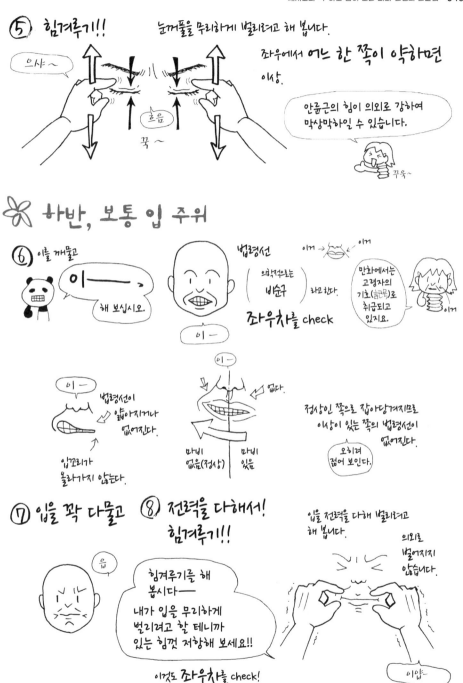

✤ 보통 아무 것도 하지 않을 때 에도 마비되어 있을 때는

얼굴이 좌우 비대칭으로 이렇게 됩니다.
흔히 있는 안면신경마비 얼굴

안면의 좌우차라는 것은 보통 사람이라도 (마비가 없는 상태에서도) 흔히 있는 일이므로 지금, 현재 진행형 신경마비가 있는지가 가장 중요한 문제입니다. 그것을 (지금까지 기술한 방법으로) 힘겨루기를 하여 check하는 것이다!

보통 얼굴이 완벽하게 좌우대칭인 사람이 드물지요.

연배가 있는 분은 오토바이 사고 후의 비트 타케시(일본 영화배우) 씨를 떠올려 보십시오.

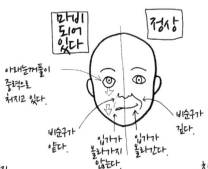

마비되어 있다 | 정상

아래눈꺼풀이 중력으로 처지고 있다.

비순구가 없다.

비순구가 깊다.

입가가 올라가지 않는다. | 입가가 올라간다.

왠지 전체적으로 중력 때문에 아래로 떨어지는 느낌 → 침 눈물 } 이 줄줄 나오게 된다.

[개개우면] (경도의 안면신경마비)

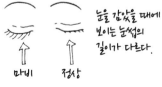

눈을 감았을 때에 보이는 눈썹의 길이가 다르다.

마비 | 정상

(눈을 잘 감을 수 없어서) 마비되어 있는 쪽이 길게 보인다.

[심화면] (중도의 안면신경마비)

눈을 감을 수 없게 된다. ⇨ 토안(lagophthalmos)이라고 합니다. 토끼눈.

이대로 건조되어 각막이나 결막에 상처가 달라붙어서 자칫한다가는 실명된다!! 큰일났다

※ 네지코의 옛날이야기 『토끼눈』이란?

① 먼 옛날 기원전 이야기.
고대 그리스시대, 토끼는 눈을 감지 않고 잔다고 믿고 있었습니다.

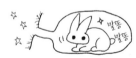

② 그래서 로마시대의 유명한 의사가 이 「눈을 감을 수 없는 상태」를 「토안」이라고 명명했습니다.

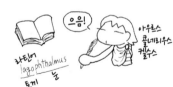

라틴어 <u>lagophthalmus</u> 토끼 눈

으음!

아우르스 콜네리우스 켈수스

③ 지금은 토끼의 생태를 알 게 되어

근ㅈㅈ...

애완동물로
기르는 사람이
있을 정도지요.

실은 토끼는 눈을 감고 잔다는 것을

알고 있습니다.

④ 따라서 이 이름은 거짓인 셈이지만,
한번 붙인 병명은 바꿀 수 없는 것인가?
2000여년간 「토끼눈」으로 전세계에서
일컬어지고 있습니다. 아마 앞으로도 쭉.
추카. 추카.

✽ 보너스. 안면신경 check가 상하가 다른 이유

완전히 보너스 & 어렵고 전문적인 얘기이므로
패스해도 됩니다.

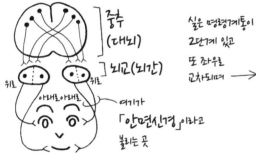

중추
(대뇌)

뇌교(뇌간)

위로　　위로

아래로 아래로

여기가
「안면신경」이라고
불리는 곳

실은 명령계계통이
2단계 있고
또 좌우로
교차되며　→

간단히 말하자면

○ 얼굴 근육의 상부만 좌우
양쪽의 대뇌에서 명령이
들어간다.

○ 하부는 좌우의 한쪽에서만
(반대측) 명령이 들어간다

예를 들어 한쪽 대뇌가 죽었을 (뇌경색 등) 때,

○ 상부는 (또 한쪽이 살아 있으므로) 대부분 변화가 없다.

○ 하부는 죽은 뇌의 반대측 (우뇌가 죽으면 왼쪽의 입 근육) 근력이 저하되어
마비가 나타난다.

그래서 중추(대뇌·교)가 손상되있는지
말초(안면신경)가 손상되있는지

의 판단이 (어느 정도) 가능합니다.

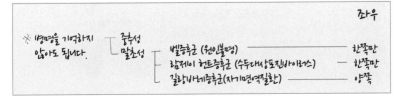

				좌우
※ 병명을 기억하지 않아도 됩니다.	중추성			
	말초성	벨증후군 (원인불명)		한쪽만
		람제이 헌트증후군 (수두대상포진바이러스)		한쪽만
		길랑바레증후군(자기면역질환)		양쪽

∧ 청력 ∼ 청신경 VIII 즉 듣는 힘.

> 내이신경이라고도 합니다.

✿ 가장 간단한 방법

① 손가락을 튕기는 소리가 좋습니다. ② 좌우의 귀 근처에서

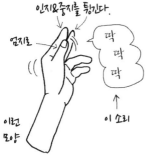

인지&중지를 튕긴다.

엄지로

딱
딱
딱

↑ 이 소리

이런 모양

딱
딱

딱
딱

Like a 딱대

왼쪽과 오른쪽에서 들리는 소리가 차이가 있습니까?

③ 좌우차가 있거나 잘 들리지 않으면 더 자세히 검사한다.

> 평소 대로!!

✿ 음차를 가져 오자

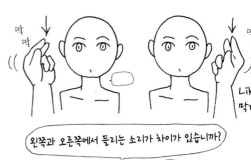

의료용 음차라는 것이 있습니다.

※보통 악기용 음차도 괜찮습니다. 기타에 붙여 오는 것

Simple!!

여기가 고무로 되어 있어서
← 피부에 붙이기 쉽습니다.

※ 보통 음차의 사용법

퐁 하고 두드리고

안이 빈 것에 대면

퐁

라

라음이 울린다.

- 여러 가지 있지만 대화는 300~3000HZ이므로
그 범위에 들어가는 512HZ나 1024HZ 근처의 음차를 사용하면 효과적

- 너무 세게 두드릴
필요는 없습니다.

> 난청검사니까요!!

귀를 10cm 정도까지
가까이 대면 휘잉∼하고
울리는 정도로 충분

> 듣고 있는 사람에게
들리지 않을
정도가 좋다.

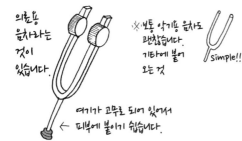

소리가 울린다 = 흔들리는 것은 이 손가락으로
느낍니다.

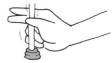

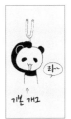

기본 개그

❀ 소리는 이런 경로로 전달되고 있습니다

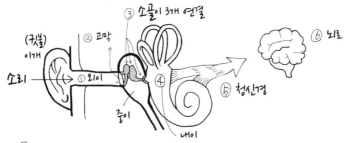

③ 소골이 3개 연결

⑥ 뇌로

(귓불)
이개　② 고막

소리 → ① 외이　④

⑤ 청신경

중이

내이

① 외이 : 귀이개가 닿는 범위

② 고막 : 콘북처럼 둥둥 울린다.

③ 중이 속의 소골 3개 (망치골·모루골·등자골이라는 이름)가 둥둥 소리를
　물리적으로 전달한다.

여기까지가
「전선」에
해당한다.

④ 내이 : 이곳의 달팽이 속에서 소리를 → 전기신호로 바꾸어 신경에
　　　　 없는다.　　　　　　　　　　　　보낸다.

여기가 가장 중요한
감각수용기

여기가
소리를 느끼는
「본체」

⑤ 청신경에서

⑥ 뇌로

난청에는 「전선」과 「본체」 중
어느 쪽이 손상되는가에 따라서
2종류가 있으며

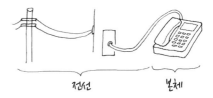

전선　　　　　본체

{
1 「전선」측
　①~③의 어딘가가 고장
　⇒ 소리의 「전달」이 나쁘다. ⇒ 전음성 난청

2 「본체」측
　④~⑥의 어딘가가 고장
　⇒ 소리는 전달되고 있는데,
　　 소리를 「수용하는 장치」
　　 「느끼는 능력」이 나쁘다. ⇒ 감음성 난청
　　　　　　　　　　　　　　　　　　으로 나눕니다.
}

✻ "뼈"에서 전달하는 소리란?

> 고등학교 물리에서 배우지요!

"소리"라는 것은 미세한 공기나 물의 진동입니다.

「우리들이 듣고 있는」 대부분의 소리는 공기의 진동으로

① 귀의 구멍(외이) ➞ ② 고막에 전달되어 둥둥 울립니다.

➩ 이것을 공기 전도라고 합니다.

또 하나, 내이는 골에 묻혀 있으므로

> 대개 골 속에 뚫린 작은 구멍

➩ 골의 미세한 진동도 소리로 인식한다.

➩ 이것을 골전도라고 합니다.

(1) 공기를 통해서

아 —

(2) 골에서 직접

|예 1| 자신의 목소리는 보통

(1) 귀에서의 [공기] 전도

(2) 성대에서의 [골] 전도

} 양쪽에서 자신의 귀로 전달되고 있습니다.

(1) [공기] 전도뿐인 소리로

(2) [골] 전도가 없어서

……가 되는 셈입니다.

아니야!! 내 목소리가 아니야!!

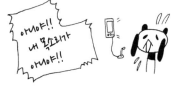

네지코가 열심히 그린 베토벤

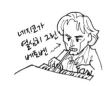

|예 2| 베토벤은 귀가 들리지 않았어도 작곡을 했습니다.

그 이유는 …… ➩ 지휘봉을 입으로 물고
피아노를 지휘봉 끝으로 눌러서
피아노의 음을 들었다고 합니다.
이것이야말로 골전도!!

골 → 두개골
→ 내이

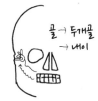

|예 3| 최근에는 이 원리를 살린 골전도 헤드폰이나 보청기도 있습니다.

골이 오히려 소리를 잘 전달하지만,
공기에서 들은 소리는 고막 ➞ 중이(망치골·모루골·등자골)라는 시스템으로 소리가 **증폭**되므로,
작은 소리라도 잘 들을 수가 있습니다.

> 공기전도가 불가능한 사람에게는 골전도가 좋은 방법이지요.
> 전음의 루트를 조금이라도 골에서 직접 들을 수 있으니까요.

하지만, 본래대로 되돌아가서 손가락 튕기기에서 음차를 사용하여 **2가지** 검사를 합니다.

어? 청력이 이상하다? 라고 생각하면

2가지만 하면 충분합니다!!

Rinne와 Weber

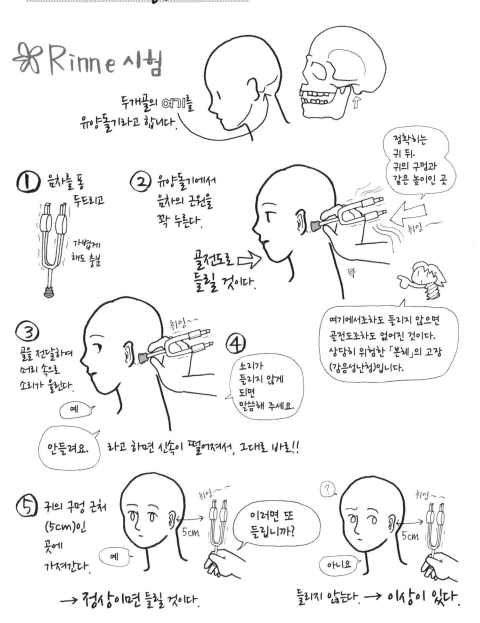

✳Rinne 시험

두개골의 여기를 유양돌기라고 합니다.

① 음차를 퐁 두드리고
가볍게 해도 충분

② 유양돌기에서 음차의 근원을 꽉 누른다.

정확히는 귀 뒤. 귀의 구멍과 같은 높이인 곳

골전도로 들릴 것이다.

여기에서조차도 들리지 않으면 골전도조차도 없어진 것이다. 상당히 위험한 「본체」의 고장 (감음성난청)입니다.

③ 골을 전달하여 머리 속으로 소리가 울린다.

예

안들려요.

④ 소리가 들리지 않게 되면 말씀해 주세요.

라고 하면 신속이 떨어져서, 그대로 바로!!

⑤ 귀의 구멍 근처 (5cm)인 곳에 가져간다.

예

5cm

이러면 또 들립니까?

→ 정상이면 들릴 것이다.

아니요

5cm

들리지 않는다. → **이상이 있다.**

골을 통해서 소리를 듣기(골전도)보다도 공기를 통해서 듣는(공기전도)편이
보통은 감도가 좋아서 작은 소리라도 들을 수 있다 = 더 길어서 음차의 소리가
들리는 것입니다.

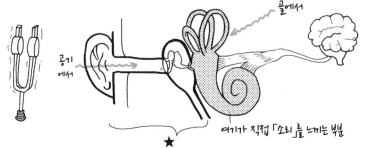

골전도 = 공기전도가 되어 버리면,

⇨ 소리를 "전달하는" 부분 ★이 불능 = 전화선이 불능 = <u>전음성 난청</u>인 것을
알 수 있습니다.

✳ Weber 시험

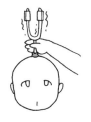

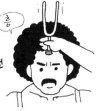

머리 꼭대기 한 가운데에
음차를 꼭 붙입니다.

골에서 전해 오는 소리가 메인으로 귀에 이른다.

⇨ 대개는 **좌우대칭**으로 울립니다
좌우에서 들리는 소리는 같은 크기.

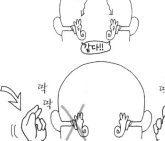

손가락 튕기기로 이쪽
청력이 이상하다? 고 생각했다면.
weber 시험으로

(1) 본래부터 잘 안 들리는 쪽이 역시
　　잘 들리지 않는 경우

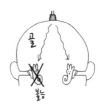

　　⟹　결국은 「본체」의 감도가 나쁘다.
　　　　「본체의 고장」 = 감음성난청

(2) 잘 안 들리는 쪽이 오히려
　　잘 들리지만!!

　　이상하네! 어째서!!

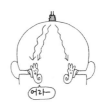

※ 이 경우의 구조

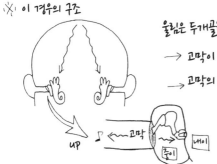

울림은 두개골을 통해서 고막으로 직접 옵니다.

　→ 고막이 울린다.

　　→ 고막의 울림이 안팎으로 빠져나갑니다.

　　안 : 내이로 가서 「음」으로 느낀다.
　　밖 : 외이에서 대기로 빠져나간다.

이 때, 고막을 지지하는 조직 (중이나 이소골) 이나 외이 즉 이쪽 ★에
뭔가 이상이 있으면

진동이 밖으로
잘 빠져나가지 못한다.

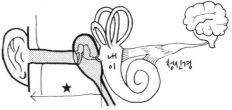

⟹ 소리가 밖으로 빠져나가지 못하고 안쪽에서 윙윙 계속 울린다.

⟹ 이쪽의 이상 ★ = (일부의) 전음성 난청으로

　「잘 들리지 않는 쪽의 귀에서 오히려 강하게 울리는」 현상이 일어납니다.

　물론 자세한 검사는 이비인후과로 보냅니다. ♡

～ 목구멍의 신경 ～

설인신경도 미주신경도 다른
활동도 여러 가지 하고 있습니다.
「알기 쉬운」것이
목구멍의 활동이라는 점

신경으로 말하자면

혀와 목구멍이라는 의미

IX 9번 : 설인신경
X 10번 : 미주신경
}
의 양쪽이 지배하고 있는 영역입니다.

✽ 입 속을 봅니다

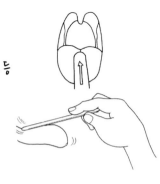

『몸의 진찰법』에서는 감기가 걸렸거나 목구멍이 붓는 등

흔히 있는 병으로 입 속을 관찰했습니다.

입 속 "신경"의 진찰이라고 하면

할 일은 2가지뿐

1️⃣ 「아——」하게 한다.
2️⃣ 쿡쿡 찌른다.   이것뿐!

✽ 「아——」라고 하게 한다

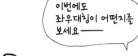

이번에도
좌우대칭이 어떤지를
보세요——

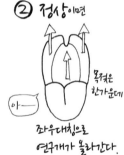

① 목젖
연구개
즉 입 위의
부드러운 곳

입을 벌리고
「아——」라고
하게 한다.

② 정상이면

목젖은
한가운데

아——

좌우대칭으로
연구개가 올라간다.

③ 마비가 있으면

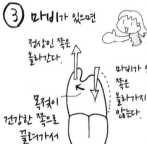

정상인 쪽은
올라간다.

마비가 있는
쪽은
올라가지
않는다.

목젖이
건강한 쪽으로
끌려가서
기운다.

④ 안을 더 자세히
보면 뒤에
벽(인두후벽)의
주름이

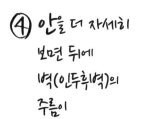

아—

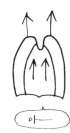

마술사가
천을 위로 끌어
올리듯이

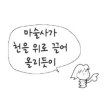

좌악

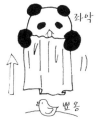

뽀옹

마비가 있으면

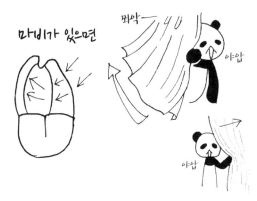

쫘악—

야압

야압

커튼을 당기듯이
건강한 쪽으로 끌려간다.
이것을 커튼징후라고
합니다.

✿ 쿡쿡 찌릅니다

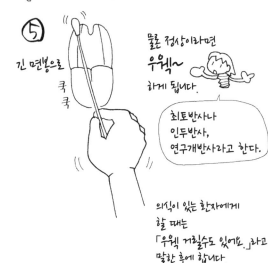

⑤
긴 면봉으로
쿡
쿡

물론 정상이라면
우웩~
하게 됩니다.

최토반사나
인두반사,
연구개반사라고 한다.

의식이 있는 환자에게
할 때는
「우웩 거릴수도 있어요.」라고
말한 후에 합니다.

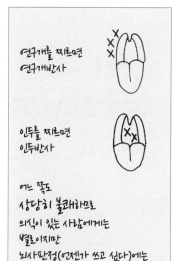

연구개를 찌르면
연구개반사

인두를 찌르면
인두반사

어느 쪽도
상당히 불쾌하므로
의식이 있는 사람에게는
별로이지만
뇌사판정(언젠가 쓰고 싶다)에는
강추입니다.

～ 목의 근육 ～

❀ XI 11번·부신경 이라는 이름의 신경이 통제하고 있습니다.

① 흉쇄유돌근과 힘겨루기를 합니다.

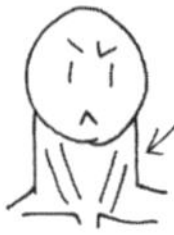

이 근육입니다.

몸의 진찰법 p42, 43 에서도 소개했지요. ♡

② 움직이지 않도록 어깨를 누르고

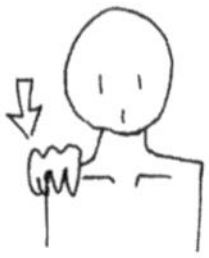

③ 제가 밀 테니까 대항해서 목을 돌려 보십시오.

흐음!

환자

내 힘

라고 하면서 턱을 꾹꾹 민다.

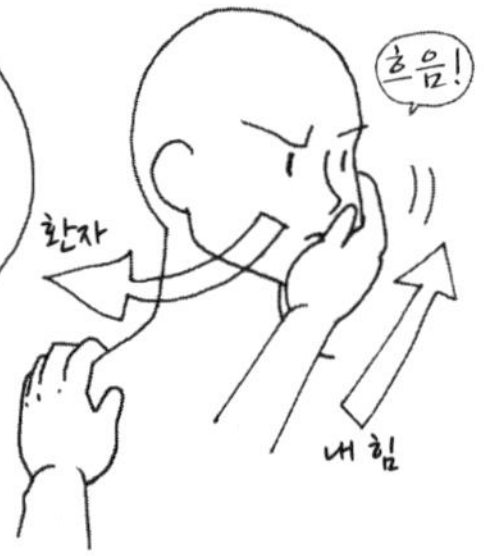

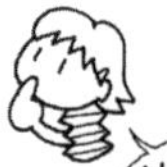

실제로는 많은 체크를 하지 않습니다. 왜냐하면 여기(부신경)의 마비는 그다지 일어나지 않으니까요. 대략적인 스크리닝이라면 빠뜨려도 됩니다.

④ 승모근과 힘겨루기를 합니다.

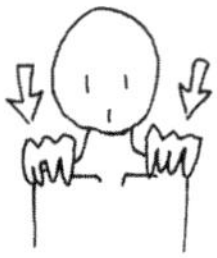

↓↓ 양 어깨를 누르고

⑤ 환자에게는 힘껏 위로 올리게 한다.

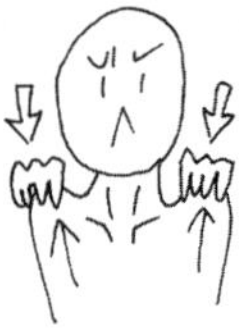

～ 혀 ～

❀ XII 12번·설하신경 이라는 것이 통제하고 있습니다.

◎ 혀의 위축을 check

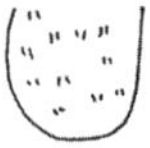

꿈실꿈실한 섬유다발성 수축이 없는지를 본다.

◎ 혀의 움직임을 check

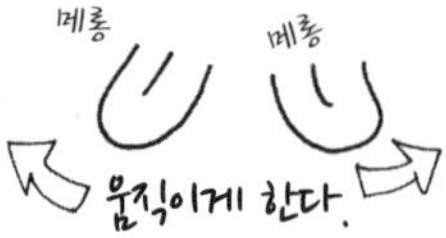

메롱 메롱

움직이게 한다.

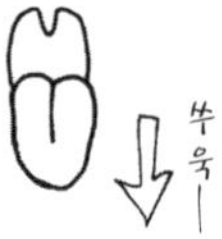

쑤우욱

앞으로 내민다.

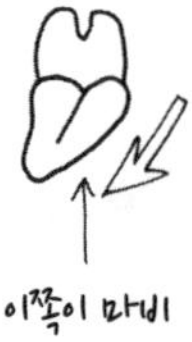

이쪽이 마비

좌우 어느 한 쪽으로 기우는 것 같으면 이상

이상으로 1~12번 신경 check 끝! 수고했어요!

신체의
신경
진찰법

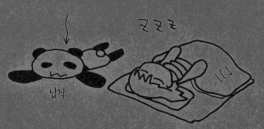

중력에 거역하지 않는
오래전 지구인

납작

ㄹㄹㄹ

신체의 신경 진찰법

다음은 몸의 신경 진찰법입니다.

팔이 잘 움직이지 않는다. 손바닥 감각이 이상하다. 계속 발이 저리다. … 신경과 관련된 몸의 상태가 좋지 않음을 호소하는 경우가 매우 많고 다양합니다. 그 「증상」에서 어느 장소·어느 신경이 좋지 않은가? 그 장소를 알 수 있다면, 그 원인은 무엇인가? 치료방법은 있는가? 증상이 여러 가지 나타난 경우, 모두 동일한 이유로 설명이 가능한가? 그렇지 않으면 동시다발적인가? 또는 단순한 근육통, 히스테리인

가? 등을 추리해야 합니다.

1970년대에 CT와 MRI가 개발되어 뇌와 신경병에 관한 진단기술이 한층 향상되었습니다. 마침내 뇌와 신경의 damage를 눈으로 볼 수 있게 된 것입니다. 그러나 무턱대고 CT를 처방할 수는 없습니다. 진찰비가 들뿐만 아니라 방사선에 노출되기 때문입니다. 우선은 진찰 → 「이상이 있는 부위」를 목표로 삼고 → 그곳을 CT나 MRI로 check하는 순서로 진행해 갈 것을 추천합니다.

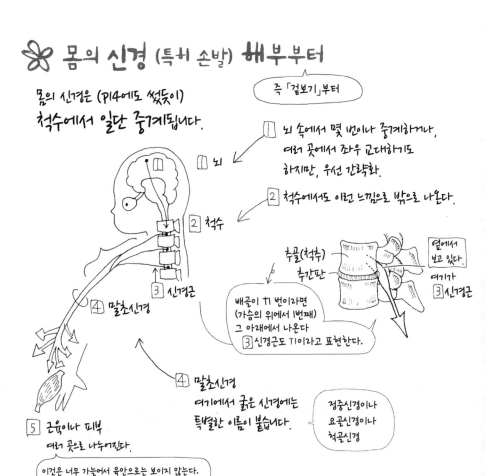

✳ 몸의 신경 (특히 손발) 해부부터

몸의 신경은 (P14에도 썼듯이)
척수에서 일단 중계됩니다.

즉 「겉보기」부터

① 뇌

1 뇌 속에서 몇 번이나 중계하거나, 여러 곳에서 좌우 교대하기도 하지만, 우선 간략화.

2 척수에서도 이런 느낌으로 밖으로 나온다.

2 척수

3 신경근

④ 말초신경

추골(척추)
추간판

옆에서
보고 있다.

여기가
3 신경근

배곤이 11 번이라면 (가슴의 위에서 11번째) 그 아래에서 나온다
3 신경근도 T11이라고 표현한다.

④ 말초신경
여기에서 굵은 신경에는 특별한 이름이 붙습니다.

정중신경이나
요골신경이나
척골신경

5 근육이나 피부
여러 곳으로 나누어진다.

이것은 너무 가늘어서 육안으로는 보이지 않는다.

✿ 신경의 겉보기는 이렇게

① 뇌 → ② 척수 → ③ 신경근 → ④ 말초신경 → ⑤ 근육·피부

이런 흐름으로 진행합니다!

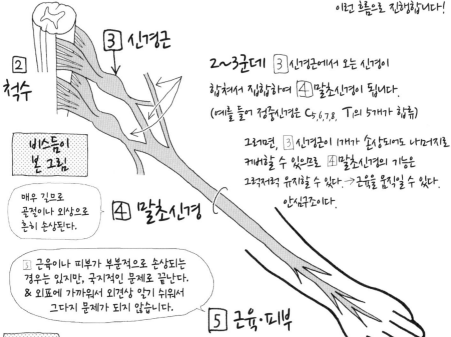

③ 신경근

② 척수

비스듬이 본 그림

매우 길므로 골절이나 외상으로 흔히 손상된다.

④ 말초신경

⑤ 근육이나 피부가 부분적으로 손상되는 경우는 있지만, 국지적인 문제로 끝난다. & 외표에 가까워서 외견상 알기 쉬워서 그다지 문제가 되지 않습니다.

⑤ 근육·피부

2~3군데 ③ 신경근에서 오는 신경이 합쳐서 집합하여 ④ 말초신경이 됩니다. (예를 들어 정중신경은 $C_{5,6,7,8}$, T_1의 5개가 합류)

그러면, ③ 신경근이 1개가 손상되어도 나머지로 커버할 수 있으므로 ④ 말초신경의 기능은 그럭저럭 유지할 수 있다. → 근육을 움직일 수 있다. 안심구조이다.

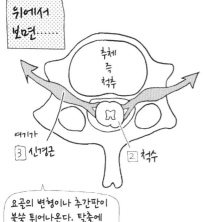

뒤에서 보면……

추체 즉 척수

여기가 ③ 신경근

② 척수

요곡의 변형이나 추간판이 불쑥 튀어나온다. 탈출에 의해서 ③ 신경근은 결국 맥없이 무너진다.

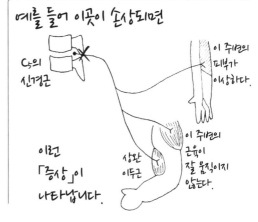

예를 들어 이곳이 손상되면

C_5의 신경근

이 주변의 피부가 이상하다.

이런 「증상」이 나타납니다.

상완 이두근

이 주변의 근육이 잘 움직이지 않는다.

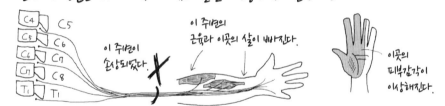

같은 C₈ 성분을 함유하고 있어도 하류(예를 들어 정중신경)가 손상되면

C4 C5
C5 C6
C6 C7
C7 C8
T1 T1

이 주변이 손상되었다. ✕

이 주변의 근육과 이곳의 살이 빠진다.

이곳의 피부감각이 이상해진다.

신경의 「흐름」 ①∼⑤ 중 어디가 손상되었는가에 따라서

「결과」→ 즉 나타나는 증상이 다른 것이다.

물론 환자는 「정중신경지배영역이 손상되었는데……」라면서

병원에 오지는 않습니다.

「이 주변이 저리다.」「오른손이 조금 이상하다.」정도밖에 호소하지

않습니다. 그 정도의 정보에서,

→ 그럼 「흐름」 중에서 어디가 손상되었는가?

열심히 생각한다! 예 C8의 신경근이다!

→ 그럼 그 원인은?   검사한다! 예 추간판탈출이다!

→ 치료법은? 예 우선 상태를 보고 심하면 수술이라도 한다? 어떻게 할까?

…… 등 여러 가지로 열심히 생각하는 것이 의사의 사명입니다.

❀ 어디가 손상되었는지를 검사하기 위해서는?

①뇌 →②척수 →③신경근→④ 말초신경→⑤ 근육·피부

이 중 ① 뇌와 ② 척수와 ③ 신경근은 CT나 척추의 X-ray이나 MRI 등의

영상에서, 「물리적으로 파괴되어 있는 것을 눈으로 볼 수 있게」되어 진단하기가

쉬워졌습니다.

→ 증상·검사소견에서 「어느 주변이 손상되었는지」를 어느 정도 사전에

예상하고, CT나 MRI나 척추의 X-ray를 촬영합니다.

(반대로, CT나 MRI를 보면 예상 「대답」도 가능합니다.)

④ 말초신경 ⑤ 근육·피부는 매우 미세하여 CT나 MRI에서는 확실히 찍히지 않습니다.
「물리적으로 파괴되어 있는」 것이 눈에 보이지 않습니다.

⟹ 「기능적인 것」에서 damage를 추측하게 됩니다.
의사의 솜씨를 보일 기회다! 비밀도구를 휘두르며 생각합니다!

🌸 신경에는 가는 길과 되돌아오는 길이 있습니다

고속도로와 마찬가지로, 신경 속에도 「가는 길」과 「되돌아오는 길」이 있어서,
전달되는 정보가 다릅니다.

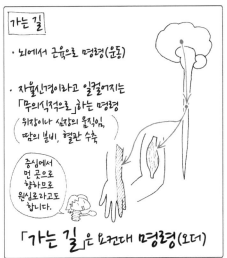

| 가는 길 |

- 뇌에서 근육으로 명령(운동)

- 자율신경이라고 일컬어지는 「무의식적으로」 하는 명령 위장이나 심장의 움직임, 땀의 분비, 혈관 수축

중심에서 먼 곳으로 향하므로 원심로라고도 합니다.

「가는 길」은 요컨대 명령(오더)

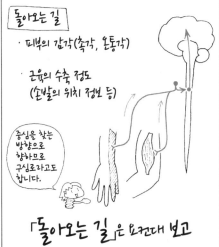

| 돌아오는 길 |

- 피부의 감각(촉각, 온통각)

- 근육의 수축 정도 (손발의 위치 정보 등)

중심을 찾는 방향으로 향하므로 구심로라고도 합니다.

「돌아오는 길」은 요컨대 보고

🌿 다음에 생리 즉 기능적인 것

한 개 한 개의 「신경세포」라는 코드를 보통 전선으로 생각해 보자!

뉴런이라는 것은 이런 형태

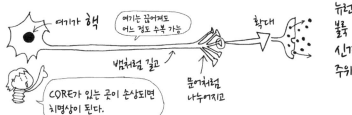

여기가 핵

여기는 끊어져도 어느 정도 수복 가능

확대

범처럼 길고

문어처럼 나누어지고

CORE가 있는 곳이 손상되면 치명상이 된다.

뉴런의 끝은 볼록 부풀어 있으며 신경전달물질을 주위에 분비한다.

따라서, 신경전달물질이 「신호」가 되어 다음 뉴런의 이곳으로 전달된다.

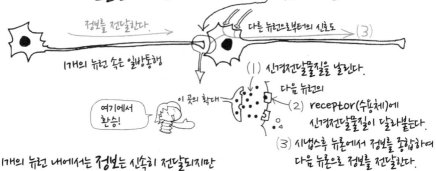

정보를 전달한다.

1개의 뉴런 속은 일방통행

다른 뉴런으로부터의 신호도 (3)

여기에서 환승!

이 곳의 확대

(1) 신경전달물질을 날린다.

다음 뉴런의
(2) receptor(수용체)에 신경전달물질이 달라붙는다.

(3) 시냅스후 뉴런에서 정보를 종합하여 다음 뉴런으로 정보를 전달한다.

1개의 뉴런 내에서는 정보는 신속히 전달되지만

다음 뉴런으로의 환승포인트는 입자를 날리거나
정보를 종합하므로 (3)
매우 느리다.

(1)(2)

→ 느려져서 가능한 환승은 하고 싶지 않다.

→ 뇌에서 손발 끝까지 가는 데에
환승은 1군데뿐!!
뉴런은 2개뿐!!

으로 하고 있습니다. 되돌아오는 길도 마찬가지

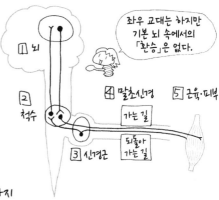

좌우 교대는 하지만 기본 뇌 속에서의 「환승」은 없다.

① 뇌

② 척수

③ 신경근

④ 말초신경   ⑤ 근육·피부

가는 길

되돌아 가는 길

✿ 어디가 불능이 되었는지를 검사하기 위해서는 어떻게 하는가?

「기능」이 살아있는지 죽어 있는지를 검사합니다.

① 뇌 ⇒ 뇌파 등 이번에는 생략

② 척수 ⇒ **건반사** 검사 → P91로 GO!

③ 신경근 ⇒ **피부감각**(신경지배영역)의 check → P73으로 GO!

④ 말초의 ○○신경 ⇒ **MMT** (도수근력검사) → P61로 GO!

⑤ 근육. 방법 없음. 바늘을 찔러서 검사하는 방법도 있지만 (침근전도) 침습적임.
대학병원의 신경과에서 합니다.

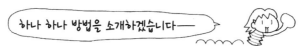

하나 하나 방법을 소개하겠습니다——

근육의
진찰법
(MMT)

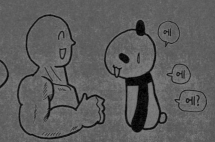

나와 힘겨루기 한번
합시다!
힘껏 덤벼 보세요!!

에

에

에?

도수근력검사

뇌 에서 나오는 명령으로 가장 알기 쉬운 것은 「운동」의 명령입니다. 「팔을 움직이려고」 하면 팔이 움직인다. 마우스를 클릭할 수 있다. 이것도 모두 뇌가 말초근육에 명령을 내리고 있기 때문입니다. 이 장에서는 우선 운동과 근육의 평가에 관하여 기술하려고 합니다.

몸에는 매우 많은 근육이 있습니다. 도저히 외울 수가 없지요! 네지코도 큼지막하고 유명한 근육만 외우고 있는데, 그

것으로 충분합니다. 물론 외울 마음이 있다면, 모든 근육을 외우는 것도, 모든 근육을 검사하는 것도 가능하겠지요. 하지만, 그럴 시간이 없고, 그럴 필요도 없습니다. 생활에 필요한 곳, 장애가 나타나면 불편한 곳, 손상되면 곤란한 곳의 근육과 그 체크법만 외우면 됩니다.

우선 MMT는 혼자서 할 수 없으므로 파트너가 필요합니다. 자, 몸을 움직여서 외워봅시다!

❀ 근육의 진·찰·법 ♡

가장 하기 쉽고, 외우기 쉬운 근육의 check 방법, 그것은

힘겨루기 입니다. 근육이 붙어 있는 장소 & 활동(예 : 팔꿈치를 편다) check하고, 이것을

<u>포인트 1</u> 이쪽은 전력으로 누르려고 한다. 환자는 온 힘을 다해 맞서게 한다.

<u>포인트 2</u> 아무리 보아도 그다지 힘이 없는 경우는 중력에 대항할 수 있는가만 check합니다.

이 힘겨루기를 **도수 근력 검사 MMT**라고 합니다.
Manual Muscle Test

❀ 힘겨루기는 이렇게 평가

뭐, 뭐라고 —

← 이것은
MMR

힘의 세기는 개인 개인마다 다릅니다. 젊은 사람과 노인, 남자와 여자도 다릅니다!
「어느 정도의 힘이 (그 사람에게 있어서) 정상인가? 도 완전히 다르지요.

악력 10kg이라도 정상인 할머니가 있는 반면
악력 60kg인 형이 갑자기 한손만 30kg으로 떨어졌다면, 그것은 이상하지요.

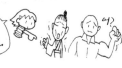

대강 이렇게 포인트를 매깁니다.

5_점 ···· **힘겨루기**를 하여 **자신과 같다.** 대등함 **정상**

4_점 ···· 조금 약한 느낌 ⎧ 5와 3사이에서 / 적당히 결정한다. ⎫

3_점 ···· **중력에 대항할 수 있다.**

2_점 ···· 중력에 대항하지 못한다. 겨우 움직이는 것이 가능

1_점 ···· 움직이지 못한다. 하지만 움찔움찔 (근수축) 하는 것을 볼 수 있다.

0_점 ···· 꿈쩍도 하지 않는다. ⎧ **5와 3만 중요!** / 나머지는 비교적 아무래도 괜찮다! ⎫

흐름에서는 이런 느낌으로 검사합니다.

(1) 힘겨루기를 한다. ⟶ ⎧ 자신의 전력과 대등 = 5 / 자신의 전력보다 조금 약하다 = 4 ⎫

(2) 힘겨루기를 할 정도로 상대방이 강하지 않을 때는
    중력에 대항할 수 있는가 ⟶ 예를 들어 이렇게 할 수 있는가?
    ⟶ ⎧ 할 수 있다 = 중력에는 이긴다 = 3 / 할 수 없다 = 중력에 진다 = 2 이하 ⎫

(3) 조금이라도 움직일 수 있는가 ⟶ 움직이면 2 이상

   조금이라도 움직이지 못한다면, 움찔움찔은 하는가 ⟶ 한다면 1 이상

❀ 이렇게 하고 힘겨루기를 해요!! 얼굴의 근육

이미 했지요! P43을 check!

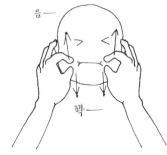

음—

꽉—

① 눈 주위 | 안륜근 |
② 눈 주위 | 구륜근 |

에서 힘겨루기

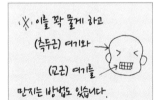

※ 이를 꽉 물게 하고
  (측두근) 여기와 ⟶
  (교근) 여기를 ⟶
만지는 방법도 있습니다.

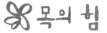

목의 힘

이것도 아까 얼굴의 신경 11번 (부신경) 에서 했지요! P54로 GO!

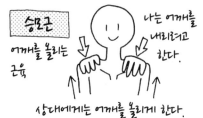

승모근

어깨를 올리는 근육

나는 어깨를 내리려고 한다.

상대에게는 어깨를 올리게 한다.

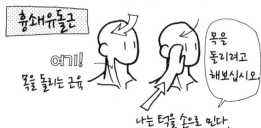

흉쇄유돌근

여기!!

목을 돌리는 근육

목을 돌리려고 해보십시오.

나는 턱을 손으로 민다.

가슴의 힘

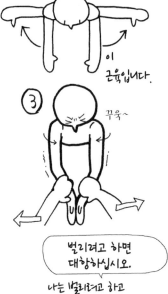

벤치프레스!!

대흉근

이거

이 근육입니다.

① 이렇게 하게 한다.

팔을 앞으로 펴고 손바닥을 마주보게 한다.

압

② 여기를 잡고

③ 꾸욱~

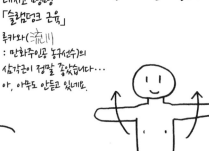

벌리려고 하면 대항하십시오.

나는 벌리려고 하고 상대에게는 대항하게 한다.

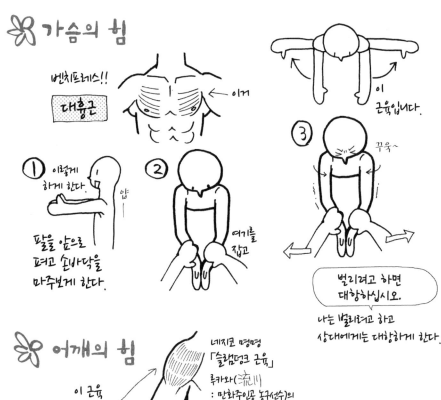

어깨의 힘

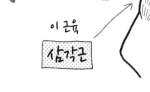

이 근육

삼각근

네지콘 명명 「슬램덩크 근육」

루카와(流川) : 만화주인공 농구선수)의 삼각근이 정말 좋았습니다... 아, 아무도 안듣고 있네요.

① 손바닥을 아래로 해서

이렇게 하기 위한 근육이에요—

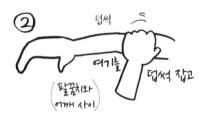

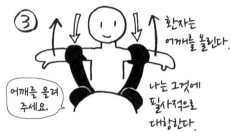

❀ 팔꿈치. 편다, 구부린다

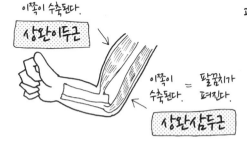

관절이라는 것은 어디나 이런 식으로

내측 } 2종류의 근육이 붙어 있어서
외측

내측의 근육으로 **구부린다.**

외측의 근육으로 **편다.**

어느 쪽도 없으면 **안됩니다.**

힘겨루기는 관절의
여기를
누르면
여기의 굴근

이쪽을
누르면

여기 신근의 힘을 알 수 있습니다.

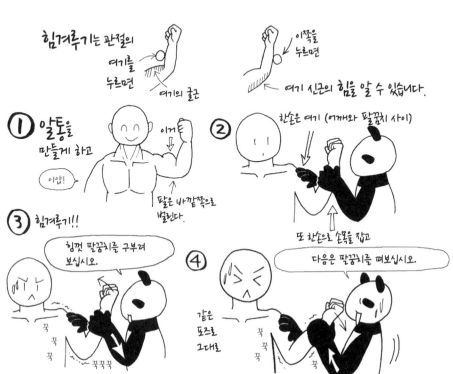

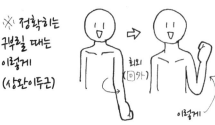

※ 정확히는
구부릴 때는
이렇게
(상완이두근)

회외
(미와)

이렇게

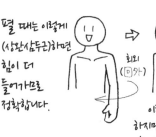

펼 때는 이렇게
(상완삼두근)하면
힘이 더
들어가므로
정확합니다.

회외
(미와)

이렇게
하지만 그렇게 자세하지
않아도 됩니다.

손목

정확히는 수관절

여기!

배굴(dorsiflexion)

장굴(palmar flexion
of wrist joint)

요컨대
이것을
할 수 있는가

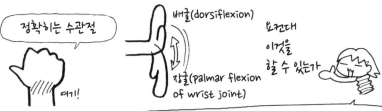

손목을 움직이는 근육은 매우 많지만 이 책에서는 패스
알고 싶으면 양서 『베드사이드의 신경진찰법』을 보십시오! 전부 기재되어 있습니다!
근력이 떨어져 있으면 더 자세히 검사하면 좋습니다.

① 테이블에
팔꿈치부터
손을 대고

찰싹

② 꾸욱 힘껏
올린다.

손목을 뒤로 젖혀 주십시오.

③ 힘껏 저지

이얍!!

꾹 꾹

④ 반대로
한다.

꾹 꾹

꾹 꾹

다음은 손목을 밀어 주십시오.

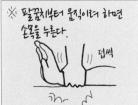

※ 팔꿈치부터 움직이려 하면
손목을 누른다.

덥썩

악력

악력계가 있으면 손쉽다. 하지만 대개는 주위에 없지요.

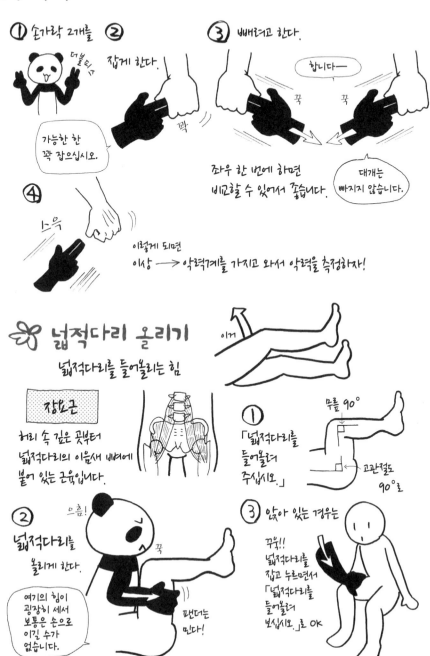

① 손가락 2개를 ② 잡게 한다.

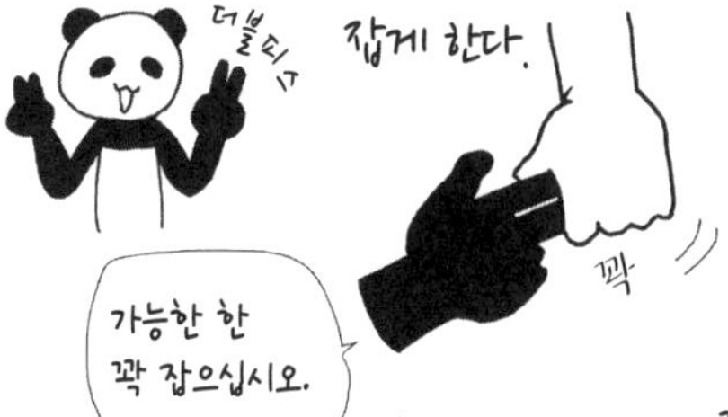
더블피스
꽉
가능한 한 꽉 잡으십시오.

③ 빼려고 한다.

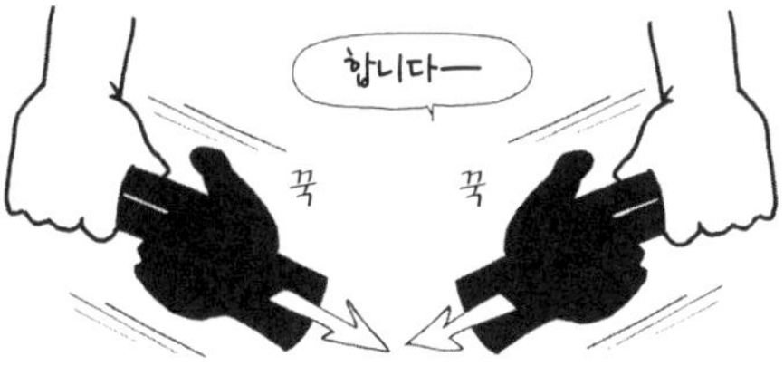
합니다—
꾹
꾹

좌우 한 번에 하면 비교할 수 있어서 좋습니다.

대개는 빠지지 않습니다.

④

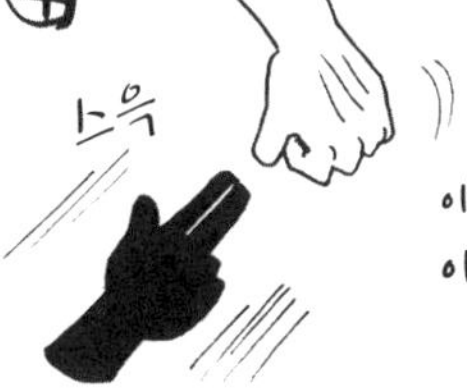
스윽

이렇게 되면 이상 → 악력계를 가지고 와서 악력을 측정하자!

넓적다리 올리기

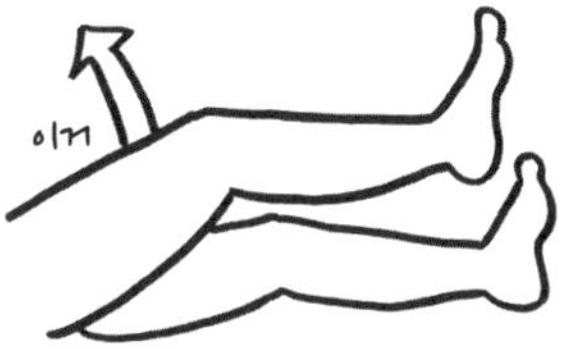
이거

넓적다리를 들어올리는 힘

장요근

허리 속 깊은 곳부터 넓적다리의 이음새 뼈에 붙어 있는 근육입니다.

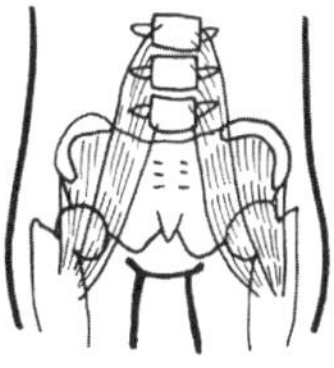

① 「넓적다리를 들어올려 주십시오.」

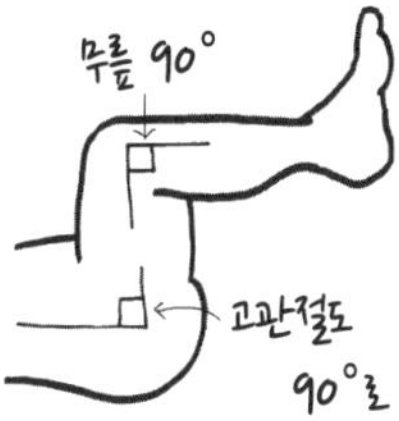
무릎 90°
고관절도 90°로

② 넓적다리를 올리게 한다.

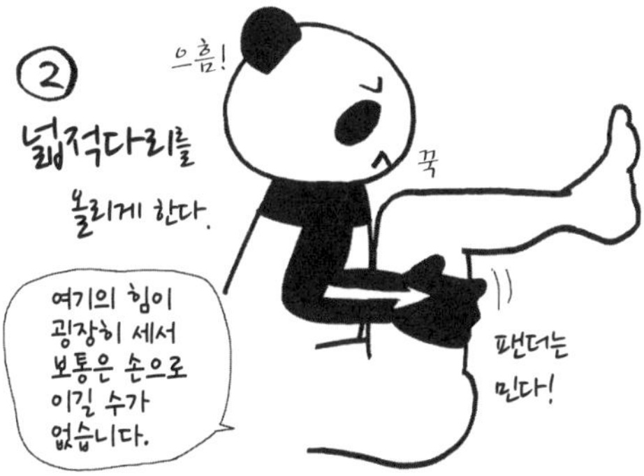
으흠!
꾹
여기의 힘이 굉장히 세서 보통은 손으로 이길 수가 없습니다.
팬더는 민다!

③ 앉아 있는 경우는

꾸욱!! 넓적다리를 잡고 누르면서 「넓적다리를 들어올려 보십시오.」로 OK

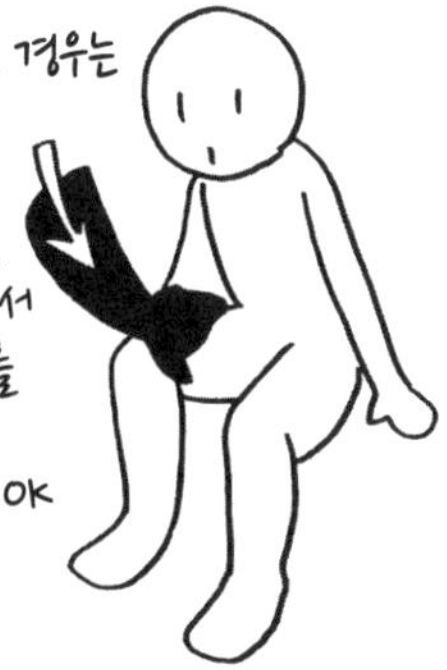

무릎을 구부리고 펴기

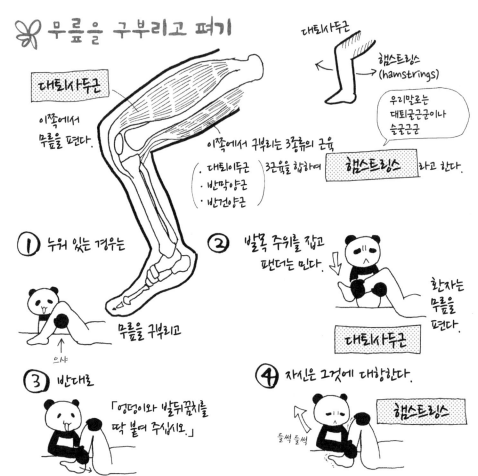

대퇴사두근

대퇴사두근

햄스트링스 (hamstrings)

이쪽에서 무릎을 편다.

우리말로는 대퇴굴곡근이나 슬굴곡근

이쪽에서 구부리는 3종류의 근육

· 대퇴이두근
· 반막양근
· 반건양근

3근육을 합하여 **햄스트링스** 라고 한다.

① 누워 있는 경우는

무릎을 구부리고

의사

② 발목 주위를 잡고 펴려는 만다.

환자는 무릎을 편다.

대퇴사두근

③ 반대로

「엉덩이와 발뒤꿈치를 딱 붙여 주십시오.」

④ 자신은 그것에 대항한다.

들썩 들썩

햄스트링스

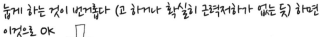

늦게 하는 것이 번거롭다 (고 하거나 확실히 근력저하가 없는 듯) 하면 이것으로 OK

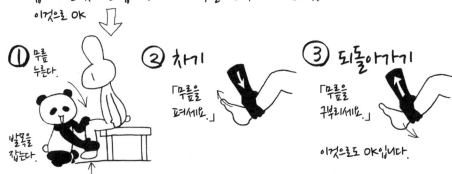

① 무릎을 누른다.

발목을 잡는다.

② 차기

「무릎을 펴세요.」

③ 되돌아가기

「무릎을 구부리세요.」

이것으로도 OK입니다.

발목의 올리고 내리기

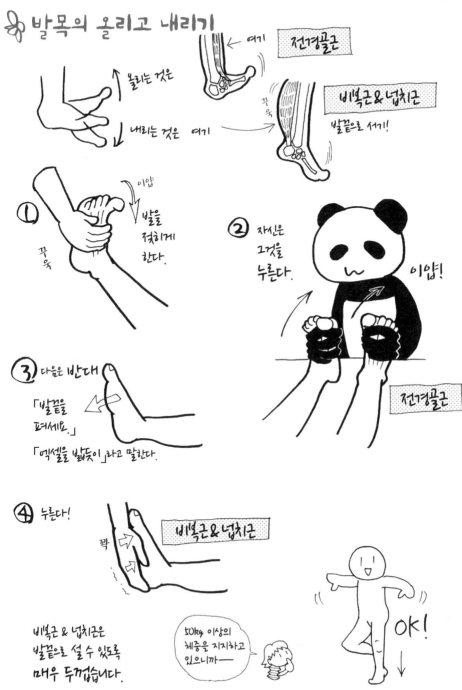

여기

전경골근

올리는 것은

내리는 것은 여기

꾹욱

비복근 & 넙치근

발끝으로 서기!

① 꾹욱

이얍

발을 젖히게 한다.

② 자신은 그것을 누른다.

이얍!

전경골근

③ 다음은 반대

「발끝을 펴세요.」

「엑셀을 밟듯이」라고 말한다.

④ 누른다!

팍

비복근 & 넙치근

비복근 & 넙치근은 발끝으로 설 수 있도록 매우 두껍습니다.

50kg 이상의 체중을 지지하고 있으니까—

OK!

한발 끝으로 설 수 있으면 그것으로 충분. MMT 5점이라고 할 수 있습니다.

✿ MMT 차트의 작성법

「상완이두근 MMT 5 / 5」로
표현합니다.

(오른쪽 5점) (왼쪽 5점)

이런식으로 표가 되거나

		MMT	오른쪽/왼쪽
목	승모근		
	흉쇄유돌근		
상반신	삼각근		
	대흉근		
	상완이두근		
	상완삼두근		
	수관절굴근군		
	〃 신근군		
하반신	장요근		
	대퇴사두근		
	햄스트링스		
	전경골근		
	비복근·넙치근		
	지굴절근		
	〃 신근군		

여기에 5나 1을 적는다

이렇게 되어 있지만, 전부 check하는 경우는 거의 없습니다. 대체로 의식이 확실한 사람은 「여기가 이상하다」라고 말하므로, 그 주위의 MMT를 확실히 하면 기본적으로 OK이니까요. 반대로, 그것조차도 전달할 수 없는 의식상태인 사람은 MMT상태가 아니므로 하지 않습니다.

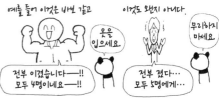

대략 이런 것도 있습니다. 손발만으로 충분

□ 마비
- □ 우상지 (정도: □경(輕) □중(中) □중(重))
- □ 우하지 (정도: □경(輕) □중(中) □중(重))
- □ 좌상지 (정도: □경(輕) □중(中) □중(重))
- □ 좌하지 (정도: □경(輕) □중(中) □중(重))
- □ 기타 (부위:)
  (정도: □경(輕) □중(中) □중(重))

□ 근력저하 (부위:)
정도: □경(輕) □중(中) □중(重)

□에 ✓를 표시한 뿐

수치의 의견서라는 느낌

✻ 「5」라고 쓰면 그것은 「정상」인 셈입니다.
「4」라고 쓰면 그것은 「조금 약합니다」라는 것.

예를 들어 이것은 바보 같고

웃음 이죠네요.

전부 이겼습니다—!! 모두 4명이네요—!!

이것도 왠지 아니다

무리하지 마세요!

전부 졌다… 모두 5명에게…

MMT는 미래의 의사에 대한 「나(검자)로부터의 메시지」입니다. 「지금의 상태」를 미래의 타인에게 전달해야 합니다.

✻ 재활치료에 더욱 숙련된 분은 5-나 4+나 4-나
「+」「-」를 추가하여 「그 중간」을 표현하기도 합니다.
한 사람이 계속 진찰하고 있다거나 평가하고 있다면 의미 있는 숫자입니다.
「아주 조금 좋아졌다」를 표현할 수 있으니까.

이 경우, 타인의 MMT와
비교하는 것은 그다지
의미가 없습니다.

물리치료라면 그 「아주 작은」 것이
큰 희망의 빛이 되기도 합니다.
중요한 점이지요.
5-는 「정상이지만 아주 조금 근력저하」
4+는 「거의 정상이지만 완벽하지 않다」는 느
낌이라고 할까?

✿ 경미한 근력저하에는

MMT에서 알 수 없을 정도의 마비·근력저하를
쉽게 알 수 있는 것은 이 **3가지** ⬇
「경미한」 근력저하를 알 수 있어서 매우 편리

신은 이 장에서 가장 많이 사용한다!
이것만 기억하면
나머지는 필요 없을 정도!!

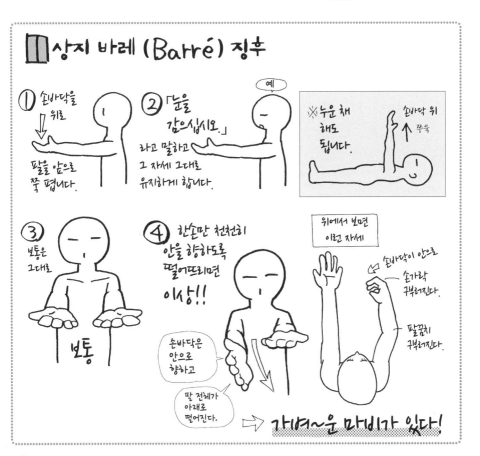

⬛ 상지 바레 (Barré) 징후

① 손바닥을 위로
팔을 앞으로 쭉 폅니다.

② 「눈을 감으십시오.」
라고 말하고 그 자세 그대로 유지하게 합니다.

예

※ 누운 채 해도 됩니다.
손바닥 위
↑ 쭈욱

③ 보통은 그대로
보통

④ 한손만 천천히 안을 향하도록 떨어뜨리면 **이상!!**

위에서 보면 이런 자세

손바닥이 안으로
손가락 구부러진다.

팔꿈치 구부러진다.

손바닥은 안으로 향하고

팔 전체가 아래로 떨어진다.

➡ 가벼~운 마비가 있다!

※ **MMT는 이상이 없는데**
바레가 이상!! 인 경우가 있습니다.

운동영역이라는 이름이 붙어 있습니다.

➡ 근육 자체의 문제가 아니라, 그 **상류** (뇌의 운동을 담당하는 곳 → 척수 → 신경의 어딘가)에 어떤 문제가 일어나고 있다!! 고 생각됩니다.

→ CT에 나타나지 않을 정도의 **초기 뇌경색**을 발견하는 데에 매우 유효합니다. 구급외래에서도 이용합니다.

→ 「아무리 봐도 괜찮은 듯한 사람」에게 **손쉽게 할 수 있는** 스크리닝검사도 유효.

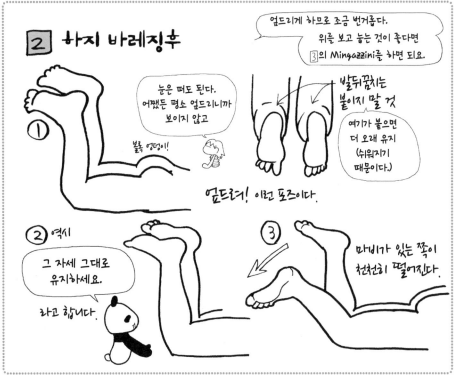

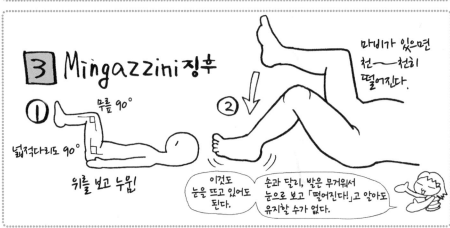

신체의
감각

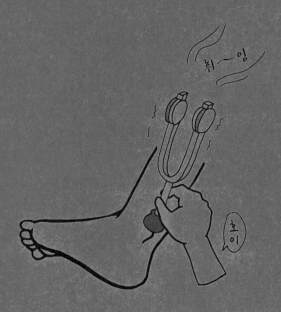

신체의 감각 진찰법

다 음은 「몸의 감각」입니다. 몸에서 뇌로 「되돌아가는」 정보에 관한 얘기를 하겠습니다.

몸이나 손발에도 당연히 「감각」이 있습니다. 몸의 피부표면에서 느끼는 것, 손발의 근육이나 관절에서 느끼는 것을 「신경」이라는 루트를 사용하여, 사령탑인 「뇌」로 전달하고 있습니다.

감각은 눈으로 볼 수 없습니다. 그래서 어떻게 「감각이 이상

하다」라고 느끼는 것인지, 본인으로부터 들을 수밖에 없습니다. 모두 환자의 주관에 근거합니다. 솔직히 거짓말을 하는 환자도 있고, 너무 신경을 쓰는 환자도 있습니다. 물론 진짜 병이겠지만 그것을 조리있게 전달하지 못하는 사람도 많이 있습니다. 이것을 어떻게 객관적으로 평가하는가? 이것이 이 장의 가장 중요한 포인트입니다.

❋ 몸이 느끼는 「감각」에는 2가지가 있다

(i) 표재감각 —— 피부나 점막 등 몸의 표면이 느끼고 있는 감각

    (1) 촉각 touch

    (2) 통각 pain

    (3) 온도각 Temperature

(ii) 심부감각 —— 뼈나 근육, 관절 등 몸의 표면이 느끼고 있는 감각

    (4) 진동각 vibration

    (5) 관절각 ⚠️ ① 위치각
               ⚠️ ② 수동운동각 의 2가지가 있다.

> 외우지 않아도 된다.

이 감각들이 **있는가? 없는가?** 를 check합니다

감각이 「없어지고 있다」면 **어느 영역에서** 없어지고 있는가를 check 합니다.

우선 (1) 표재감각 즉 **피부 감각부터.**

❋ 피부의 신경분포는 이렇게

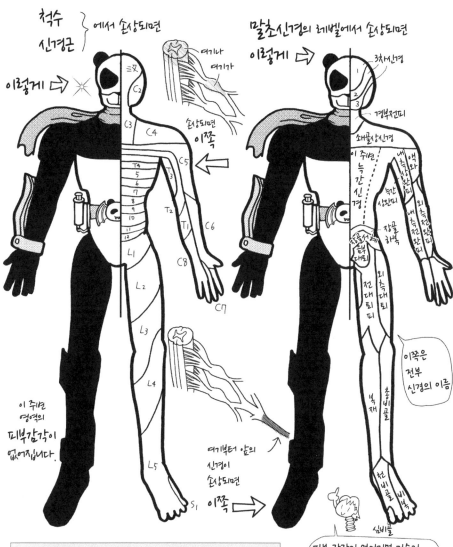

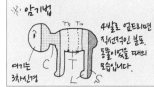

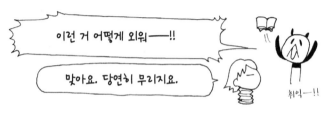

이런 거 어떻게 외워——!!

맞아요. 당연히 무리지요.

휘익—!!

따라서, 감각이 마비되어 있는 영역을 검사하고 나서 그것을 보면 됩니다. ♡

❋ 방법은 앞에서 한 것과 똑같다 ♡

3차신경 (얼굴의 감각)인 곳에서 했지요!　(P39 참조)
기본은 그것과 같다!!

(1) 촉각 —— 붓이나 깃털, 종이를 꼰 끈 등

(2) 통각 —— 클립 끝이나 룰러

(3) 온도각 —— 물을 넣은 시험관이나 냉장고에 넣었던 앰플이나 열린 것

포인트1

앞의 지도에서도
동체는 이런 느낌으로
유충모양으로 신경을 지배하고 있으므로

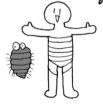

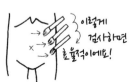

이렇게 검사하면
효율적이에요!

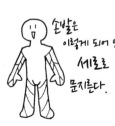

손발은
이렇게 되어 있어서
세로로
문지른다.

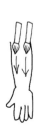

포인트2

「이 주변이 둔하다」고 예상했을 때는
둔한 쪽부터 하면
경계선을 쉽게 알게 됩니다.

반대로,
「이 주변이 지각과민」이라고 알고 있을 때는
정상(보통)인 곳부터 만지기 시작합니다.

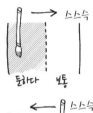

스스슥

둔하다　보통

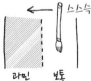

스스슥

과민　보통

～ 다음은 「진동」 감각. 만나고 싶어서 부들부들 ～

휴대전화의 진동 같은 가는 진동을 말한다. 부르르.

진동을 가장 정확히 느끼는 것은 실은 뼈벽입니다.

⇨ 따라서 뼈벽에 음차를 밀어붙입니다.

❀ 어디에 밀어붙이는가?

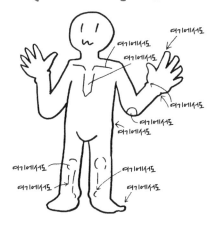

여기에서도
여기에서도
여기에서도
여기에서도
여기에서도
여기에서도
여기에서도
여기에서도
여기에서도

뼈벽가 튀어나와 있는 곳이라면 어디라도 OK

대개 **말단부터** 침범하므로

가장 처음에 **손끝·발끝을**

check합니다.

그래서 「응? 이상하네?」라고 생각하면

손목의 복사뼈벽 ⟶ 팔꿈치 ⟶ ··

발목의 복사뼈벽 ⟶ 무릎 ⟶ ··

···· 이런 식으로 **위로** 올라갑니다.

❀ 우선 오리엔테이션부터

흉골

여기는 몸의 한가운데이므로 침습되는 경우가 거의 없습니다.

⇨ 우선 여기에서 **시도해 봅니다.**

보통 여기가 마비된 때는
진동각이 아니다.

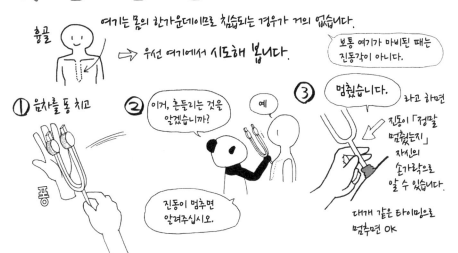

① 음차를 똥 치고

② 이거, 흔들리는 것은 알겠습니까?

진동이 멈추면 알려주십시오.

예

③ 멈췄습니다. 라고 하면

진동이 「정말 멈췄는지」 자신의 손가락으로 알 수 있습니다.

대개 같은 타이밍으로 멈추면 OK

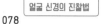

④ 말단에서 손상되므로 **발가락 끝** **손가락 끝** 부터 합니다.

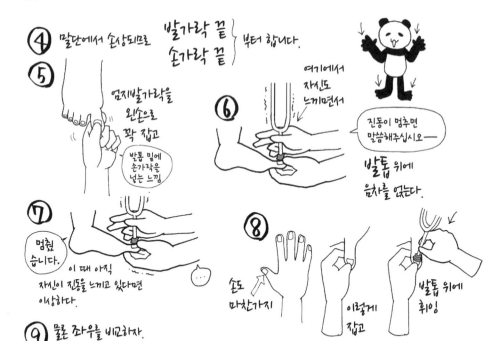

⑤ 엄지발가락을 왼손으로 꽉 잡고

발톱 밑에 손가락을 넣는 느낌

⑥ 여기에서 자신도 느끼면서

진동이 멈추면 말씀해주십시오—

발톱 위에 음차를 얹는다.

⑦ 멈췄습니다

이 때 아직 자신이 진동을 느끼고 있다면 이상하다.

⑧ 손도 마찬가지

이렇게 잡고

발톱 위에 휘잉

⑨ 물론 좌우를 비교하자.
이것이 문제가 없다면 끝 더 이상 할 게 없다.

⑩ 이상이 있는 것 같으면 점점 위로 올라간다.

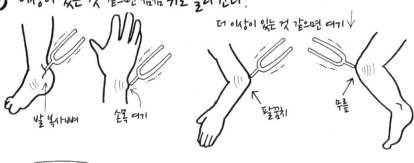

더 이상이 있는 것 같으면 여기 ↓

발 복사뼈

손목 여기

팔꿈치

무릎

이 장에서

실은 이것은 **가장 흔히 하는 검사**입니다.

왜냐하면 **당뇨병의 말초신경장애를**
검사할 때 사용하기 때문입니다!!

당뇨병환자가 최근 들어 많이 늘어서요.
이제는 국민병이에요—

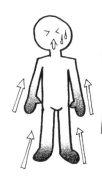

당뇨병성 신경병증(neuropathy)

특징 1　장갑 & 양말 영역의
말초신경이 손상됩니다.

그라데이션처럼
손상된다.
경계가 불명료

영역으로는
글러브 & 스타킹
이라고 한다.

특징 2　결국 조기부터 진동각이 떨어진다.
피부의 감각둔마보다 빠르다.

그러니까
추천!!

⇨ 말초신경의 damage를 일찍 발견하는 데에 편리!!

❀ 가짜에 주의!

결과가
의심스러울
때는

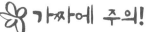

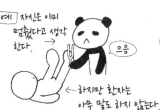

예 자신은 이미
멈췄다고 생각
한다.

으음

← 하지만 환자는
아무 말도 하지 않는다.

① 눈을 감고

예

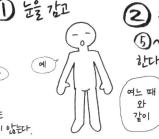

② 위의
⑤~⑦을
한다.

여느 때
와
같이

③ 음차를
손으로
멈춰본다.

탁

④ 아무 말도 없으면···

이거
어쩐지 수상해 ─ ○○○

→ 거짓말을 하고 있다(진동을 느낀 척).
→ 검사의 의도가 전달되지 않았다.
　(다시한번 방법을 설명)
→ 애초에 이 검사를 할 수 있는 상태가 아니다.
　그 이전의 문제(지능레벨이나 의식레벨 등).

❀ 다음은 관절 감각이다!

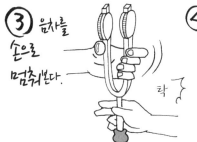

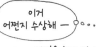

관절이 지금 「어느 정도 구부려지는가?」 「어느 쪽으로 구부려지는가?」 「어느 주변에 있는가?」

라는 정보를 (물론 무의식 중에) 관절 → 뇌로
보내고 있습니다. 이것이 **관절감각**입니다.

그러니까 눈을 감아도
사람이 걸을 수 있는 것이다.

❀ 「지금 어디 근처에 있는가?」 검사

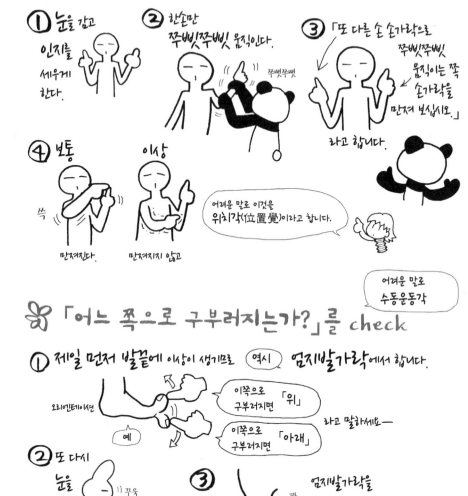

① 눈을 감고 인지를 세우게 한다.

② 한손만 쭈뼛쭈뼛 움직인다. 쭈뼛쭈뼛

③ 「또 다른 손 손가락으로 쭈뼛쭈뼛 움직이는 쪽 손가락을 만져 보십시오.」 라고 합니다.

④ 보통 쓱 만져진다.

이상 만져지지 않고

어려운 말로 이것은 위치각(位置覺)이라고 합니다.

어려운 말로 수동운동각

❀ 「어느 쪽으로 구부러지는가?」를 check

① 제일 먼저 발끝에 이상이 생기므로 (역시) 엄지발가락에서 합니다.

오리엔테이션

예

이쪽으로 구부러지면 「위」

이쪽으로 구부러지면 「아래」 라고 말하세요—

② 또 다시 눈을 감게 하고 꾸욱

③ 엄지발가락을 양옆에서 이렇게 잡는다.

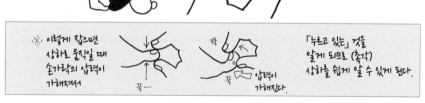

※ 이렇게 잡으면 상하로 움직일 때 손가락의 압력이 가해져서 꾹—

팍 꾹 압력이 가해진다.

「누르고 있는」 것을 알게 되므로 (촉각) 상하를 쉽게 알 수 있게 된다.

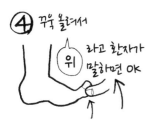

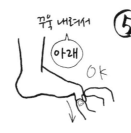

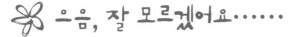

✿ 으음, 잘 모르겠어요……

감각은 「스스로 느끼는 것」으로 <u>타인에게는 보이지 않으므로</u>

「감각이 이상하다」는 호소는 모두 <u>환자의 자기신고 & 자기평가</u>가

있어야 합니다. 솔직히 상당히 객관성이 부족하여, 어려운 검사입니다.

보통 「기분 탓」이나 「일시적인 것」이 상당히 많은 장르입니다.

> 例 · 채혈한 탓인지 팔이 저리다. → 매우 흔히 듣는 말이지만, 일시적인 것이 대부분.
> 신경에 해당되는 데는 극히 드물어서, 1만~10만명에 1명 정도입니다. 팔꿈치라면 그런 얇은 곳에 두꺼운 신경이 존재하지 않습니다.
> → 하지만 그 사람이 1만명에 1명일지도 모른다고 반론한다면 어쩔 수가 없네요. 환자가 「찌릿하다」고 하거나, 매우 아파할 때는 채혈의 장소를 바꿉니다.
> · 혈압을 잰 탓인지 팔이 저리다. → 대개 만세트로 조였기 때문으로 일시적인 것

쉬면 낫지 않을까…?

> · ○○운동을 한 후에 팔이 저리다. → 너무 힘을 주며 지나치게 운동

환자의 호소는 여러 가지이며, 아마도 거짓이 아니라 정말 아프거나 저린 것이겠지만, 「○○ 때문에 이렇게 되었다」라는 인과관계는 믿을 수가 없습니다.

> · 대개 의식이 없거나 정신병이거나 지능이 낮아서 → 검사하는 것이 무리
> · 환자가 진찰 때문에 피곤해 한다 / 긴장하고 있다 / 병일지도! 모른다는 생각으로 몹시 恐怖 → 정확히 감각을 전달할 수 없게 된다. 그럼 하면 결과가 변하기도 한다.

정말 이상하네?

> · 감각이라는 것은 암시에 걸리기 쉽다.
> → 예를 들어 의사가 「이상하네 이 주변이 둔할텐데」라고 하면, 정말 감각이 둔해지는 느낌이 들지요. 사람이라는 것이

이와 같은 주관적인 호소 중에서,

<u>「진짜」</u> 즉 물리적 / 화학적으로 무너지고 있는 곳이 있다.

언제 보아도, 누가 보아도 있다. → 기질적(organic)인 것과.

적어도 현시점에서는

「**가짜**」라고 해야 하나 물리적/화학적으로 나쁜 곳이 발견되지 않는다.

→ 일시적인 것/심리적/심인성/
기분 탓 etc인 것을
분별해야 합니다.

> 처음부터 거짓말이라고 의심하는 것은 좋지 않습니다. 하지만 진짜와 가짜를 구분하는 것은 중요합니다. 가짜를 진짜라고 판단하여 검사나 치료를 마구 해 버린 경우, 가장 불이익을 보는 것은 환자니까요.

❋ 이것을 분별하기 위해서!!

대처법 ① 좌우에서 비교한다 〈 언제나

대처법 ② 신경이 지배하고 있는 영역을 따라서 하고 있는가?

맞는가를 확실히 check한다.
신경지배영역을 따라서 하고 있지 않거나 다른 유명한 신경장애의
패턴에도 합치하지 않으면 ⇨ 논리적으로 설명할 수 없다.

= **일시적인 것**이나 **기분 탓**이거나 **히스테리**나 **거짓말**인

경우가 많습니다.

적어도 「신경이 물리적으로
손상되어서」가 아니라고
할 수 있는 셈입니다.

채혈 후 딴 안쪽 전부가 저립니다!! 어떻게 치료 좀 해주세요!!

그런 신경 지배영역은 없는데……

으음 어쩌나

대처법 ③ 간격을 두고 다시 한번 검사해 본다

○ 일시적인 혈류부족·압박으로 인한 저림이라면 15분 정도 지나면 원 상태로 되돌아옵니다.
[예] 정좌한 후 발의 저림

○ 그렇지 않더라도 1일~1주간 두고 봅니다. 날을 변경한다.
환자의 긴장이나 검사피로가 원인이면 개선되기도 합니다.

대처법 ④ 2회 해 보고 **결과가 바뀔** 때는 가짜인 경우가 많습니다.

대처법 ⑤ 감각테스트는 **갑자기 하는 것**을 추천합니다. ♡

(1) 눈을 감게 하고
(2) 임의로 간격을 두고   만져봅니다.
(3) 알리지 않고
(4) 여러 곳을 군데군데

> 반응하면 안되는 곳에서 반응하거나, 만지지도 않았는데 일부러 "거기는 잘 모르겠어요"라고 하면 매우 이상한 일이지요.
> 정말 마비라면 만지는 것조차 모를테니까요.

~문외불출(門外不出)!!
히스테리 대특집 ~

우선 처음에 고전적인 「히스테리」라는 병에 관해서 얘기하겠습니다.

고전적으로 히스테리는 「물리적으로는 아무 이상이 없다」「객관적으로 보아서, 아무리 검사해도 이상이 있는 곳을 찾을 수 없다」 그럼에도 의식장애, 손발마비, 무감각, 실신, 경련, 이중인격, 유아퇴행, 기억상실 등과같은 증세를 보이는 병입니다. 원인은 「정신적인 것」이라고밖에 설명할 수가 없습니다. 즉 심인성입니다. 어쨌든 증상이 여러 가지로 연극같고 주위에 「걱정해 주는 사람」이 있는 상태에서 일어나며, 어떤 질병이득(疾病利得 : 병에 걸림으로써 얻게 되는 이득)이 있는 것이 포인트입니다.

「아무리 검사해도 이상이 있는 곳을 찾을 수 없다」고 단언하기 위해서는 많은 검사가 필요합니다. 없는 것을 「없다」라고 증명하는 것은 이른바 「악마의 증명」으로, 매우 어렵습니다. 임상은 바쁘고 시간도 한정되어 있으며 야간이나 구급에서는 실시 가능한 검사도 매우 적습니다. 그런 현장에서는 히스테리를 히스테리로 단시간에 확인하는 테크닉이 매우 유용합니다. 이 후 일러스트에서 소개하니까 꼭 보십시오.

「히스테리」라는 현상은 고대 그리스 시대부터 있었습니다. 그 어원은 「자궁」으로, 자궁이 몸 속을 돌아다니는 탓으로 일어나는 여성 특유의 병이라고 생각해 왔습니다. 중세 유럽에서는 히스테리 치료법으로 「미망인과 수도녀는 산파에게 손으로 성기를 마사지 받아라.」「기혼자와 매춘부는 남자와 섹스하라」 등으로 매우 진지하게 논의되고 있었고, 「물을 어느 정도의 세기로 여성기에 계속 부으면, 히스테리환자가 처음에는 아파하지만 점차 안정된다. 그리고 홍조를 띠며 기분좋게 돌아간다」라고 의학서에 진짜 쓰여 있었습니다. 「여성의 샤워 수음이라는 것……? 안정되어 귀가했다니 그것은 오르가즘 후의 현자(賢者)타임

이라는 것……?」이라고 생각했지만, 그것은 여성의 성욕을 확실히 인정했던 시대에 살았기 때문이라고 말할 수 있습니다. 분명히 당시 치료법에 의해서 일부 여성 환자의 마음은 확실히 안정되었겠지요. 그도 그럴것이 성욕은 위대하니까요. 그렇게 안정도 되고요. 참고로 1900년경이 무대인 셜록 홈즈 작품에는 공포스러운 나머지 히스테리를 일으키며 쓰러질듯한 의뢰인의 입에 블론디를 조금 탄 물을 마시게 하는 와트슨의 묘사가 때때로 나옵니다. 그 후, 히스테리는 프로이트 등 정신분석가의 활약으로 (자궁의 움직임 등이 아니라) 「심인성 장애」로 분류돼 연구하게 되었습니다.

그러나 「히스테리」라는 말은 점점 확대되어 일반인에게도 퍼져갑니다. 자기중심적이고 참을성이 없으며 다혈질로 감정의 기복이 심한 상태를 나타내는 한 단어로 확대된 것입니다. 결과적으로 「히스테리」라는 말은 옛날부터 사용하고 있던 의학용어와는 동떨어진 의미가 되어 버렸습니다. 따라서 오늘날은 「히스테리」라는 말은 진단명으로 사용되지 않게 되었습니다.

고전적인 히스테리 중,
● 의식장애가 있는 것=해리성 장애
● 운동장애·지각장애가 있는 것=전환성(형) 장애
● 퇴행현상이 있는 것=퇴행성(형) 장애

라는 것이 현재의 정확한 진단명입니다. 하지만 전환이라는 말은 의식소실·경련발작인 「뇌전증(간질)」로 착각하기 쉽고, 해리성 장애라는 말도 「해리성 동일성장애」「해리성 감각장애」「해리성 대동맥염」 등 비슷한 이름의 (하지만 전혀 다르다) 병이 많으며, 암기하기가 매우 어려워서 거의 보급되지 않는 것이 현 상황입니다. 따라서 이 책에서도 우선 「고전적 히스테리」로 대략적인 개념을 소개하였습니다.

～ 이번에는 우선 3가지만!! 소개 ～

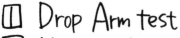

① Drop Arm test
② Hoover test
③ Bowlus & Currier test

하는 방법이 간단!!

그 밖에도 여러 가지 자세한 것이 있지만 여기에서는 생략

우선은 이 3가지를 모두 할 수 있도록 하자.

✲ Drop Arm test　문자대로 「팔을 떨어뜨려 보는」 테스트

의식이 전혀 없는 타입의
히스테리의 감별에
추천합니다.

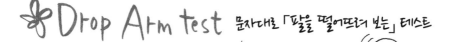

완전히 의식 없음 JCS Ⅲ-300

부들 전신의 히스테리성 경련도 흔히 있다.

하지만 바이탈은 이상하게 안정되어 있다.

경련은 좌우 머리 흔들기와 상하 허리 뒤틀기가 심한 경향이 있습니다.

① 다른 쪽 팔을 얼굴 위로 가져가서

옆에서

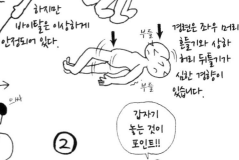

② 팍하고 손을 놓는다.

갑자기 놓는 것이 포인트!!

정면에서　꾸욱

얼굴의 바로 위!!

③ 진짜 의식장애라면
손이 툭하고 얼굴 위로 떨어진다.

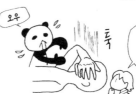

위험하니까 너무 높게는 하지 않도록

직격!!

④ 히스테리라면

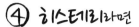

이마에 안전한 착지를 보이거나

위나   옆으로 손이 빠지거나 떨어지거나

어라

스윽

스윽

안면에 툭 하고 바로 떨어지지 않는다.

⑤ 우선 양손으로 시도해 봅니다.

> 한쪽 손이 자유스럽지 않은 패턴도 있으니까요—

✾ Hoover test

(Hoover Sign : 후버징후 라고 하기도 합니다.)

> Hoover는 1900년경 미국의 매우 센스있는 의사입니다. Hoover라는 이름이 붙은 징후는 2가지가 있으며, 하나는 이건(신경과) 또 하나는 호흡기 내과입니다.

의식은 제대로 있지만,

{ 상반신이 마비되어 있거나
  한쪽 다리가 움직이지 않는다거나 }

한쪽만 운동마비를
호소하는 환자에게 추천합니다.

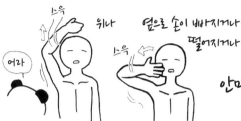

※ 또 하나의 Hoover 징후

숨을 들이마시면 아래쪽 늑간이 함몰되어 안쪽으로 쑥욱 들어간다.

숨을 내쉬면 본래대로 되돌아간다.

→ COPD나 폐색성 폐질환일 때에 나타납니다. 어느 쪽 Hoover도 착안점이 날카롭고 Simple하여 하기 쉬운 검사입니다. 으음, 센스가 좋네요.

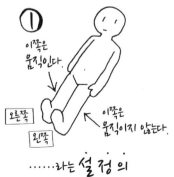

① 이쪽은 움직인다.

오른쪽
왼쪽

이쪽은 움직이지 않는다.

……라는 설 정 의

환자가 있다고 합시다.

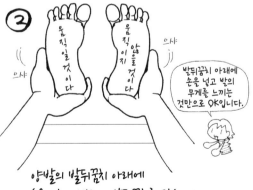

② 움직일 것이다   움직이지 않을 것이다

으샤   으샤

> 발뒤꿈치 아래에 손을 넣고 발의 무게를 느끼는 것만으로 OK입니다.

양발의 발뒤꿈치 아래에
손을 넣고 가볍게 발뒤꿈치를 잡습니다.

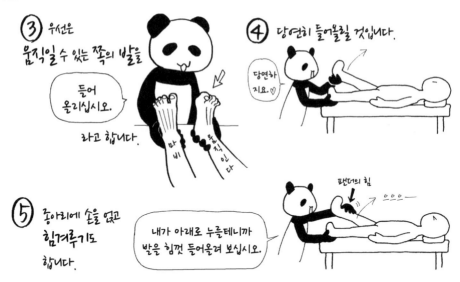

③ 우선은
움직일 수 있는 쪽의 발을
들어 올리십시오.
라고 합니다.

마비 움직이고 있다

④ 당연히 들어올릴 것입니다.

당연하지요. ♡

⑤ 종아리에 손을 얹고
힘겨루기도
합니다.

판다의 힘

내가 아래로 누를테니까
발을 힘껏 들어올려 보십시오.

⑥ 이때! 사실 중요한 것은 이쪽!
움직이지 않는 쪽의
발 아래에서 느끼는 무게입니다.

꾸욱

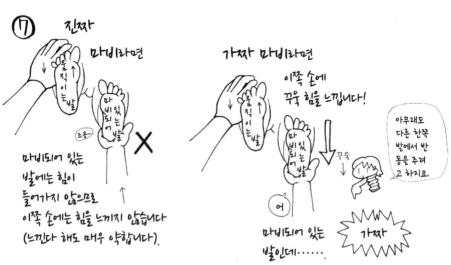

⑰ 진짜
마비라면

움직이고 있는 발
마비되어 있는 발
조용

✕

마비되어 있는
발에는 힘이
들어가지 않으므로
이쪽 손에는 힘을 느끼지 않습니다
(느낀다 해도 매우 약합니다).

가짜 마비라면

이쪽 손에
꾸욱 힘을 느낍니다!

움직이고 있는 발
마비되어 있는 발

꾸욱

어

마비되어 있는
발인데……

가짜

아무래도
다른 한쪽
발에서 반
동을 주려
고 하지요.

⑧ 같은 것을 마비되어 있는 쪽 발에도 합니다.

> 들어올려 보십시오.
> 무리일수도 있지만

힘내자♡

⑨ 당연히 들어올리지 못합니다……

이것도 당연하지요-!!

조~용

⑩ 일단, 힘겨루기도 합니다.

> 힘껏 발은 들어올려 보십시오.
> 저한테 대항해서

끄응

조~용

⑪ 이 때도 중요한 것은 실은 이쪽입니다.

흐음

> 움직이라고 명령하지 않은 쪽

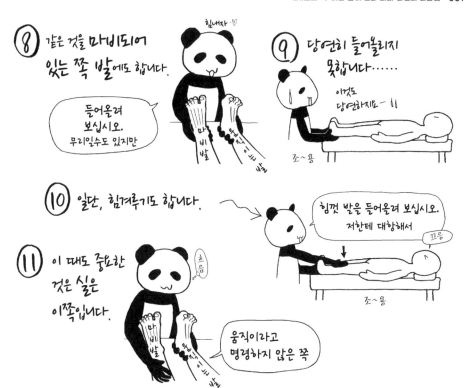

⑫ **진짜 마비**라면

마비되어 있는 발을 그래도 열심히 들어올리려고 하므로,

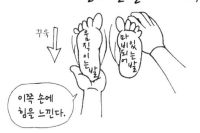

꾸욱

> 이쪽 손에 힘을 느낀다.

반대 발은 반동으로 내리려고! 하는 힘이 작용합니다.

가짜 마비라면

그런 노력을 일절 하지 않으니까, 다른 쪽 발에서 아무런 힘도 느껴지지 않습니다.

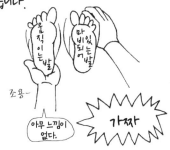

조용-

> 아무 느낌이 없다.

가짜

✿ Bowlus & Currier test

모두 인명이네요.

다른 이름 「가위바위보 하기 전의 그거」

몸의 반 정도에 감각장애가 있거나 손이나 손가락의 감각장애가

있는 환자에게 추천!
해봅시다!

오른손만 만지면 잘 모르겠다거나
왼손 엄지손가락만 찌릿찌릿하다는 호소를 하지요.

① 양 팔을 앞으로 쭉 펴고

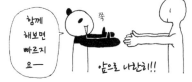

함께
해보면
빠르지
요—

쭉

앞으로 나란히!!

② 손을 크로스

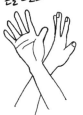

③ 빙글

엄지손가락이
아래가
되도록 빙글
꼬아서

④ 잡는다.

꽉

⑤ 빙글
가슴 앞에서
꼬아서
되돌아간다.

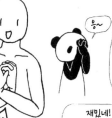

응~

가위바위보를 하기
전에 흔히 하는
것입니다. 팔을 접어
꼬아서 손 안을 들여다보고
보이는 빛의 모양에
따라서 무엇을 낼 것인가를
결정합니다.

재밌네!
2화에서 쌤과
보리도 해 봤지요.

⑥ 엄지손가락만
본래대로 되돌립니다.

이런 포즈

⑦ 어디부터라도 되니까
손가락 끝을 만지고

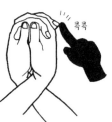

콕콕

이거
알겠습니까?

⑧ 망설임 없이 바로 마비되어 있는지를 말할 수 있으면

(또 그것이 처음에 말한 증상과 일치하면) 진짜일 수도 있다.

⑨ 조금 망설이거나 대답을 생각하거나
애초에 대답이 좌우가 틀릴 것
같으면 **가짜!!**

「알든」「모르든」즉시 대답할 수 있는지가
포인트입니다.

⑩ 여러 개의 **손가락**으로
시도해보자. 의외로 「어느 손가락이
어느 것인지」도 바로 모를 수 있습니다.

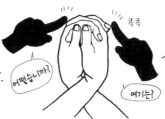

콕콕

어떻습니까?

여기는?

예를 들어 여기는
「왼손 중지만 찌릿찌
릿하다」고 호소하는
사람에게도
사용할 수 있다.

⑪ 의료종사자라도
조금 생각하게 되지만 바르게는

엄지만   좌우 반대
제2~5지는   좌우 똑같이

되어 있습니다. ♡

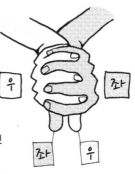

우   좌

좌   우

하지만 이거 금방
은 잘 모르겠지요.

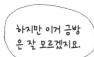

생각하느라
즉시 대답하지 못하면
안돼요.

🦋 그 밖에도 여러 가지 있지만

∘ 예를 들어 음부의 감각은
양측 지배이므로 진짜
하반신 마비라도
감각이 남을텐데……

오히려 그 덕분에
뇌경색 후의 편마비라도
기저귀를 하지 않아서
정말 다행이다.

똑바로 한가운데에서
줄을 그은 듯이
감각이 없어지거나

∘ 예를 들어 골전도일 음차의 진동이
즉 골반이나 두개골처럼 좌우에 걸치거나
골이라면 반대쪽 골에도 전달될 터인데

한쪽밖에 모르겠다고 하거나

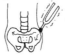

여러 가지가 더 있지요~ 하지만 ♡
이 이상은 하지 않겠습니다 ♡ 악용엄금 ♡

Column 칼럼

거짓말이 아니에요. 거짓말이라니.

진짜 히스테리는 고의가 아닙니다. 스스로도 어쩔 수 없는것으로, 일반적으로 말하는 히스테릭한 성격이 아니며 오히려 본인도 병에 걸려서 힘든 경우가 많습니다.

이와는 반대로 「고의로」 병인 척 하는 사람도 많이 있습니다. 보험금, 배상금, 위자료, 생활비, 군대면제 등 「눈에 보이는 이익」을 얻기 위해서 병인 척 하는 것을 꾀병이라고 합니다.

또 뮌히하우젠증후군이라는 병도 있습니다. 이것은 확실히 눈에 보이는 이익이 있는 것이 아니라, 단지 「병으로 걱정되는 자신」에게 심취해 있는 상태입니다. 「입원하면 문병으로 메론이라도 가지고 병문안 오겠지요. 병은 큰일이지만, 걱정해 주니까 좋아요」라는 표정은 누구에게나 어느 정도는 이해되리라 생각합니다. 이 감정이 점차 고조되어, 병을 인공적으로 만들어내게 된 상태를 뮌히하우젠증후군이라고 합니다(자신의 가족이 병에 걸림으로써 「큰일을 겪게 된 자신」을 포장하는 경우도 있으며, 이 경우를 「대리 뮌히하우젠증후군」이라고 합니다. 「가족이 병에 걸렸지만 열심히 간호하는 헌신적이고 활발한 자신」에게 도취되는 것이지요. 이 경우는 타인을 끌어들여서 상해죄에 해당되는 경우도 있습니다).

히스테리와 꾀병과 뮌히하우젠증후군의 경계는 명료하지 않습니다. 꾀병인 사람은 아픈척 연기하는 증상을 보이지만 연기가 너무 박진감이 있으면, 스스로도 그것이 진짜라고 생각하게 되어 회복이 불가능해질 수 있습니다.

히스테리발작은 결코 「고의」가 아니며, 신경을 써주기를 바라는 것이 아닙니다. 그래도 확실히 히스테리의 최종목적에는 이득이 포함돼 있습니다. 즉 병에 걸림으로써 「결과적으로」 뭔가 이익이 될 것 같은 상황이 존재한다는 것입니다. 그리고 히스테리는 그 사람에게 있어서 key person(대개 남편이나 애인)이 옆에 있을 때만 발병하는 예가 매우 많습니다. 히스테리의 전형적인 예는 남편과 헤어져 대화가 단절되었다 → 아내가 쓰러진다 → 남편이 당황하여 구급차를 부른다 → 남편은 「이 사람에게는 역시 내가 있어야해!」라는 결론에 이른다 → 이혼얘기가 흐지부지된다는 것입니다. 의료종사자로서는 「부부싸움에 병원까지 끌어들이다니……」라는 거부감을 금할 수 없지만, 이 경우 아내로서의 질병이득은 「이혼얘기가 흐지부지」 되는것으로 훌륭하게 성공한 것입니다. 질병이득의 자각유무에 따라 꾀병과 히스테리의 차이가 있다는 의견에도 수긍이 갑니다.

눈 앞에서 환자가 쓰러지거나 손발을 움직이지 못한다고 가정합시다. 확실히 신경학적 소견이지만, 이론적으로 설명할 수 없습니다. 검사를 해도 별다른 이상이 발견되지 않습니다. 결국 객관적으로 판단하기 매우 어렵고 시간이 걸리게 됩니다. 어느 쪽이든 간에 긴 설명은 필요 없습니다. 분노, 포기와 같은 감정들은 의미가 없습니다. 오히려 친절, 동정, 공감으로 대하는 것이 가장 적절하며, 이것이 환자를 집으로 돌려보내는 가장 빠른 대처법 입니다. 친절하지만 엄격히 관찰해 꾀병인지 히스테리인지를 냉정하게 판단합시다. 물론 전문가(신경과나 정신과)와 상담하여 제대로 진찰하는 것이 중요합니다.

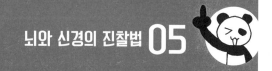

건반사
(tendon reflex)

네지코는 학생 시절
건반사를 실습할 때
바벼같이 세게
반사를 나타내다가
친구의 급소를
찬 적이 있었습니다……
개그만화처럼……

당시는 젊은 아가씨였으니까
반사가 왕성했을 때지……

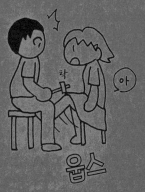

건반사

지 금까지는 「뇌에서 명령이 가거나」, 또는 「뇌로 정보를 전달하는」 신경루트에 관해서 소개했습니다. 어느 것이나 뇌라는 사령탑과의 교환은 필수적 입니다. 하지만 건반사는 뇌까지 전달하지 않고 척수에서 통제합니다.

뇌는 신체의 가장 상단에 위치하고 있기 때문에, 긴급명령 및 판단을 내리기 역부족일 때가 있습니다. 현실사회와 마찬가지이지요. 이 늦음이 치명적인 경우, 척수에서 대응하는 「척수반사」가 작용합니다. 예를 들어, 뜨거운 것을 만지거나 외부로부터 갑작스런 힘이 가해졌을 때 흠칫 놀라는 것은 척수에서 뉴런 단 하나로 순식간에 반응하기 때문입니다. 일상대화에서도 머리에서 생각하지 않고 순식간에 대응하는 것을 「척수반사에서 ○○한다」라고 표현하였지요.

이 시스템을 이용한 검사가 이번 테마 「심부 건반사」입니다.

건반사의 구조

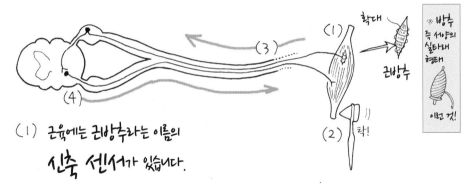

(1) 근육에는 근방추라는 이름의 **신축 센서**가 있습니다.

(2) 힘줄을 **탁!** 치면 「깜짝이야 갑자기 근육이 당겨졌다가 펴졌네! 외부에서 강한 파워가 가해졌어! 위험해!」라고 인식합니다.

(3) 그 정보를 근방추 ─_{에서}→ 척수까지 알립니다.

(4) 「위험해 도망가야 해! 바로 근육을 움추려야 해!」라는 명령이 즉시 발사됩니다.

(5) 두드려진 힘줄이 붙어 있는 **근육이 움추려듭니다.**

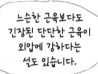

느슨한 근육보다도 긴장된 단단한 근육이 외양에 강하다는 설도 있습니다.

치기 쉬운 장소 (피부 근처)에 힘줄이 없으면 망치로 탁탁 칠 수 없으므로
건반사가 나타나는 장소가 한정되어 있습니다. 전부 **6군데 뿐!!**

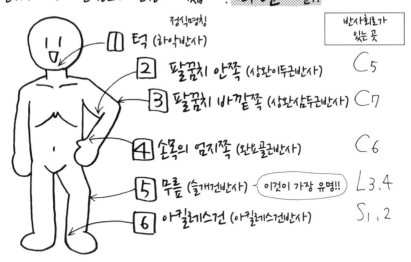

정식명칭

반사회로가
있는 곳

1 턱 (하악반사)

2 팔꿈치 안쪽 (상완이두근반사) C5

3 팔꿈치 바깥쪽 (상완삼두근반사) C7

4 손목의 엄지쪽 (완요골근반사) C6

5 무릎 (슬개건반사) 이것이 가장 유명!! L3,4

6 아킬레스건 (아킬레스건반사) S1,2

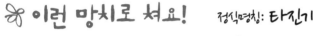

✂ **이런 망치로 쳐요!** 정식명칭: 타진기

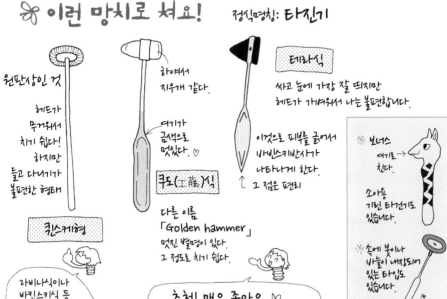

원판상인 것

헤드가
무거워서
치기 쉽다!
하지만
들고 다니기가
불편한 형태

퀸스케형

라비나식이나
바킨스키식 등
여러 가지 이름이
있지만
솔직히 차이를
잘 모르겠습니다.

하얘서
지우개 같다.

여기가
금색으로
멋있다. ♡

쿠도(工藤)식

다른 이름
「Golden hammer」
멋진 별명이 있다.
그 정도로 치기 쉽다.

추천! 매우 좋아요 ♡
네지코는 이것이
가장 Love ♡

테라식

싸고 눈에 가장 잘 띄지만
헤드가 가벼워서 나는 불편합니다.

이것으로 피부를 긁어서
바빈스키반사가
나타나게 한다.
↑ 그 점은 편리

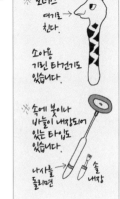

※ 보너스
여기로 →
친다.

소아용
기린 타진기도
있습니다.

※ 속에 붓이나
바늘이 내장되어
있는 타입도
있습니다.

나사를
돌리면

붓
내장

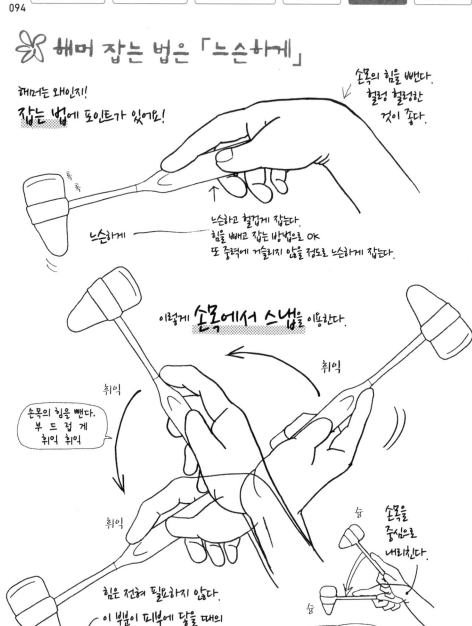

해머 잡는 법은 「느슨하게」

해머는 왜인지!
잡는 법에 포인트가 있어요!

손목의 힘을 뺀다.
헐렁 헐렁한
것이 좋다.

느슨하게

느슨하고 헐겁게 잡는다.
힘을 빼고 잡는 방법으로 OK
또 중력에 거슬리지 않을 정도로 느슨하게 잡는다.

톡
톡

이렇게 **손목에서 스냅**을 이용한다.

휘익

휘익

손목의 힘을 뺀다.
부드럽게
휘익 휘익

휘익

휘익

힘은 전혀 필요하지 않다.
이 부분이 피부에 닿을 때의
스피드만 중요합니다.

손목을
중심으로
내리친다.

슉

슉

이것이 못을 박을 때와
가장 큰 차이입니다.

안돼

초심자는 처음에는 **못을 박는** 듯한 방법을 합니다.
그러나 그렇게 하면 반사가 잘 나타나지 않습니다.

지금까지의 생활습관에서 건반사도 처음에는 이렇게 치고 있습니다.

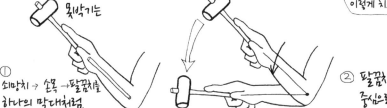

못박기는

① 쇠망치 → 손목 → 팔꿈치를 하나의 막대처럼 똑바로 해서

② 팔꿈치를 중심으로 내리친다.

③ 손목에 힘을 주어 팔꿈치에서 (앞팔의 힘으로) 두드린다.

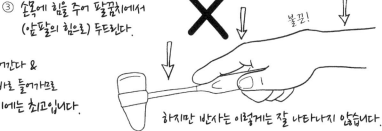

불끈!

→ 힘이 들어간다 & 못이 똑바로 들어가므로 못 박기에는 최고입니다.

하지만 반사는 이렇게는 잘 나타나지 않습니다.

❊ 건반사를 잘 나타나게 하는 포인트 ♡

○ 우선 목적으로 하는 <u>근육</u> & <u>힘줄</u>의 장소를 제대로 파악한다.

○ 목적으로 하는 <u>근육</u>의 힘을 **가능한 빼게 한다** ⇨ 그러기 위해서는

포지셔닝(Positioning)이 중요합니다!!

○ 실은 중력에 거슬리는 것만으로도 근육에 상당한 힘이 들어가 있습니다.
힘을 가능한 뺀다.
= 중력으로부터 자유롭게 한다.
= <u>손발을 능숙하게 받치는 것</u>이 요령입니다.

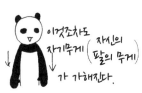

이것조차도 자기무게 (자신의 팔의 무게) 가 가해진다.

잡는다!

⊓틱 (하악반사)

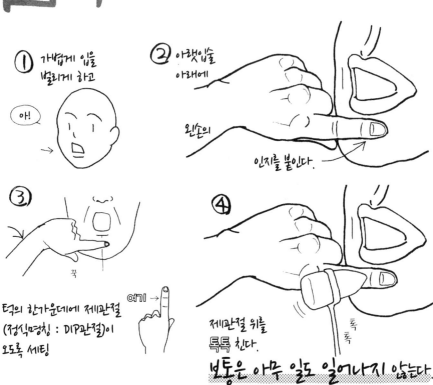

① 가볍게 입을 벌리게 하고

아!

→

② 아랫입술 아래에

왼손의

인지를 붙인다.

③

꾹

턱의 한가운데에 제I관절
(정식명칭 : DIP관절)이
오도록 세팅

여기 →

④

제I관절 위를
톡톡 친다.

톡
톡

보통은 아무 일도 일어나지 않는다.

⑤ 이것은 반응하면 이상이 있는 것입니다.

교근이 움찔 움직이면 이상이 있는 것입니다.

＝ 「반사가 항진되어 있다」고 생각합니다.

안면이므로 처음에 썼지만,
이것은 그다지 검사하지 않습니다……
왜냐하면,
보통은 아무 일도 일어나지 않으니까.
검사해도 그다지 의미가 없습니다.

참고로 3차신경 지배
이므로, 3차신경보다
위의 뉴런의 이상으로 이
반사가
나타납니다.

② 팔꿈치의 안쪽

상완이두근 근육의 힘줄을 쳐봅시다!

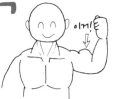

「알통」을 만드는 근육
보디빌더의 상징같은 근육입니다.

이게닷!
↓

✾ 힘줄 찾는 법

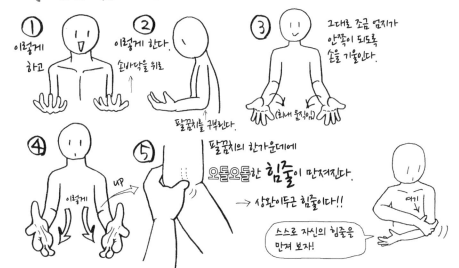

① 이렇게 하고

② 이렇게 한다. 손바닥을 위로 ↑
팔꿈치를 구부린다.

③ 그대로 조금 엄지가 안쪽이 되도록 손을 기울인다.
(최대 움직임) 안쪽으로

④ 이렇게

⑤ UP
팔꿈치의 한가운데에 오돌오돌한 **힘줄**이 만져진다.
→ 상완이두근 힘줄이다!!

여기

스스로 자신의 힘줄을 만져 보자!

✾ 손을 받치는 법

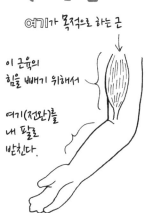

여기가 목적으로 하는 근

이 근육의 힘을 빼기 위해서
여기(전완)를 내 팔로 받친다.

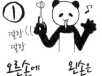

① 딸랑 딸랑
오른손에 해머
왼손은 환자의 팔을 지탱합니다.

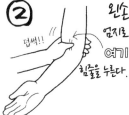

② 덥썩!!
왼손 엄지로 여기 힘줄을 누른다.

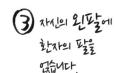

③ 자신의 왼팔에 환자의 팔을 얹습니다.

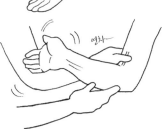

엄지

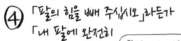

④ 「팔의 힘을 빼 주십시오」라든가
「내 팔에 완전히
없어도 됩니다」
라고 합니다.

「힘을 빼는」 것은 의도해서 하기는 어렵다.
「없는다」 「무게를 준다」는 편이 쉬운 수도
있습니다. 그러면 오히려 힘도 뺄 수 있다.

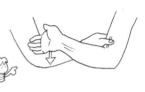

⑤ 오른손 해머로
자신의 엄지손가락
위를 두드린다.

털썩

탁

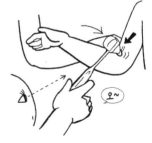

직접 힘줄을 치면 자극이
너무 강해서 아프다 &
목적으로 하는 힘줄이 어긋나기
쉬우므로 자신의 엄지손가락
위에서 두드리면 된다.

카시마신류
(鹿島神流: 일본
검술)에는 여기를
노리는 기술도 있다. 그 정도로 아프다.

⑥ 정상이라면
여기의 근육이 수축된다.
➡ 팔꿈치가 **찌릿** 하고 구부러집니다………라고
책에는 써 있지만 그런 일은 거의 없고

➡ 구부러지지 않아도 여기 손가락에
근육이 수축되어 찌릿하게 느끼면 **OK**

➡ 또는 여기 근육이 움찔움찔 움직이는 것을
눈으로 보고 확인하면 **OK**입니다.

오~

⑦ 전혀 반응하지 않는다(소실).
아
움찔움찔 반응한다(항진).

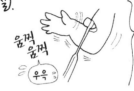
움찔
움찔
우욱

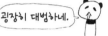
이면 **이상**이 있는 것입니다!
굉장히 대범하네.

⑧ 다음은 **왼팔**
왼팔의 반사를 볼 때도
역시 아까와 똑같다.
자신의 왼팔에 얹게 합니다.

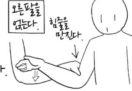
오른팔을
얹는다.
힘을
만진다.

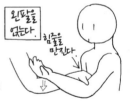
왼팔을
얹는다.
힘을
만진다.

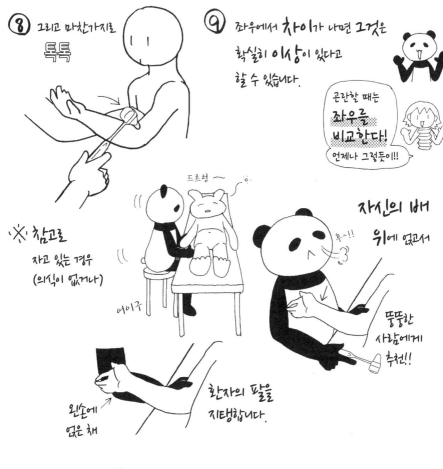

⑧ 그리고 마찬가지로
톡톡

⑨ 좌우에서 **차이**가 나면 그것은
확실히 **이상**이 있다고
할 수 있습니다.

곤란한 때는
**좌우를
비교한다!**
언제나 그렇듯이!!

※ **참고로**
자고 있는 경우
(의식이 없거나)

드르렁 ~

어이구

자신의 배
위에 얹고서

푸~!!

뚱뚱한
사람에게
추천!!

왼손에
얹은 채

환자의 팔을
지탱합니다.

③ 손목의 엄지쪽

완요골근으로 유명한
근육의 힘줄을 두드립니다.

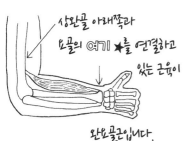

상완골 아래쪽과
요골의 여기 ★ 를 연결하고
있는 근육이

완요골근입니다.

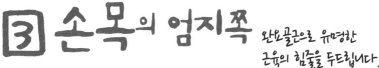

★는 엄지 아래의
요골오골
(요골경상돌기)
↓

여기를 힘줄을
두드린다.

이 근육이
수축된다.

✿ 역시 포지셔닝(positioning)이 중요

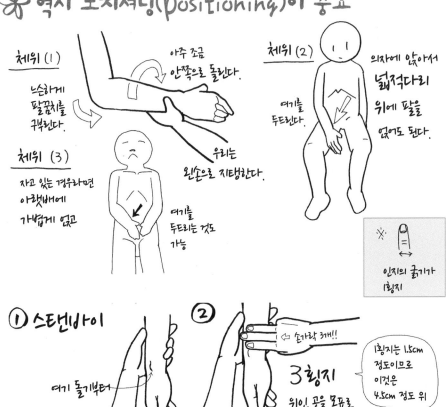

체위 (1)

느슨하게 팔꿈치를 구부린다.

아주 조금 안쪽으로 돌린다.

체위 (3)

자고 있는 경우라면 아랫배에 가볍게 얹고

우리는 왼손으로 지탱한다.

여기를 두드리는 것도 가능

체위 (2)

의자에 앉아서 **넓적다리** 위에 팔을 얹어도 된다.

여기를 두드린다.

> ☀ 인지의 굵기가 1횡지

① **스탠바이**

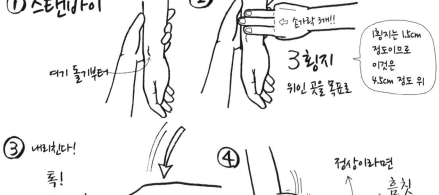

여기 돌기부터

② ⇐ 손가락 3개!!

3횡지 위인 곳을 목표로

> 1횡지는 1.5cm 정도이므로 이것은 4.5cm 정도 위

③ 내리친다!

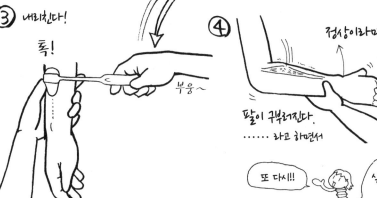

톡!

부웅~

④ 정상이라면

흠칫

팔이 구부러진다.

······ 라고 하면서

또 다시!!

> 실은 아주 조금 흠칫하는 정도로 충분

④ 팔꿈치의 바깥쪽

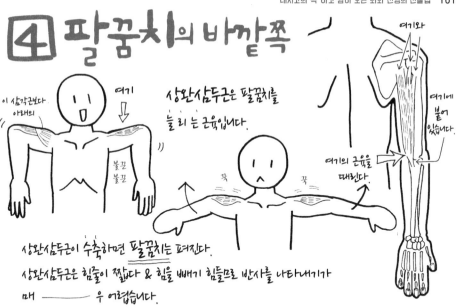

이 삼각근 아래의

여기

불끈 불끈

상완삼두근은 팔꿈치를 늘리는 근육입니다.

팍

꾹

여기와

여기에 붙어 있습니다.

여기의 근육을 때린다.

상완삼두근이 수축하면 <u>팔꿈치는 펴진다.</u>

상완삼두근은 힘줄이 짧다 & 힘을 빼기 힘들므로 반사를 나타내기가

매 ―――――― 우 어렵습니다.

❀ 포지셔닝(positioning)도 여러 가지 있습니다

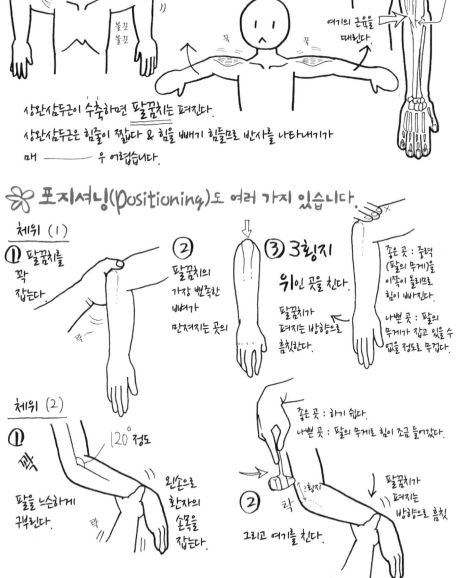

체위 (1)

① 팔꿈치를 꽉 잡는다.

팍

② 팔꿈치의 가장 뾰족한 뼈가 만져지는 곳의

③ 3횟지 위인 곳을 친다.

팔꿈치가 펴지는 방향으로 흠칫한다.

좋은 곳 : 중력 (팔의 무게)을 이쪽이 올리므로 힘이 빠진다.

나쁜 곳 : 팔의 무게가 잡고 있을 수 없을 정도로 무겁다.

체위 (2)

① 팍

팔을 느슨하게 구부린다.

팍

120° 정도

왼손으로 환자의 손목을 잡는다.

좋은 곳 : 하기 쉽다.
나쁜 곳 : 팔의 무게로 힘이 조금 들어갔다.

② 탁

그리고 여기를 친다.

3횟지

팔꿈치가 펴지는 방향으로 흠칫

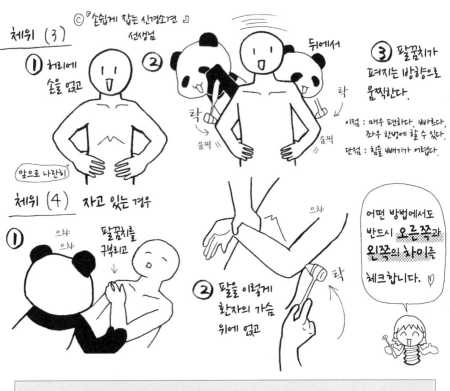

ⓒ 『손쉽게 잡는 신경소견』 선생님

체위 (3)

① 허리에 손을 얹고

② 뒤에서

탁

탁

움찔

움찔

③ 팔꿈치가 펴지는 방향으로 움찍한다.

이점 : 매우 편하다, 빠르다, 좌우 한번에 할 수 있다.

단점 : 힘을 빼기가 어렵다.

앞으로 나란히

체위 (4) 자고 있는 경우

① 으챠 으챠

팔꿈치를 구부리고

② 팔을 이렇게 환자의 가슴 위에 얹고

으챠

탁

어떤 방법에서도 반드시 **오른쪽**과 **왼쪽의 차이**를 체크합니다. ♡

※ ······ 솔직히 잘 나타나지 않습니다.

⇨ 반사를 눈으로 보고 확인할 수 없는 경우는

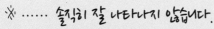

(1) 근육이 흠칫흠칫하는 것을 눈으로 보는 것만으로도 OK
→ 반사 있음

흠칫

(2) 힘줄 위에 손가락을 붙이고 그 위를 두드린다.
→ 손가락으로 흠칫흠칫 느낀다.

⇨ 그것조차 어려울 때는 **증강법**을 사용합니다. → P107로 GO!!

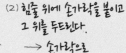

⑤ 무릎 (슬개건반사)

해머 잡는 법이나 두드리는 방법 등 건반사의 기본은 무릎으로 연습합니다!

가장 잘 나타나기 쉬운 건반사입니다. 그래서 유명.

✿ 무릎, 탁! 이거 정말 유명

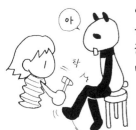

옛날에는 「각기」를 발견하는 유일한 수단이었습니다……
각기가 국민병이었던 1960년대까지는
학교 등의 보통 집단건강검진에서
반드시 행해지고 있었습니다.

> 지금은 드문 병이 되어서
> 보통 건강검진에서는
> 거의 하지 않습니다.

> ※「각기」라는 병은 비타민 B1 부족
> 때문에 말초신경마비 & 심부전이 되는 것
> 이다! 심부전으로 죽기 전에 뭔가 해야겠
> 다면!! 현미나 우유나 달걀을 먹어라!!
> ○ 일본인은 오래전부터 고기가 유제품을
>   먹지 않는다.
> ○ 현미·보리·된장 등으로 비타민 B1을
>   보충하고 있지만
> ○ 백미가 유행했던 (오래거 고급식
>   으로 인기가 있었던) 메이지시대부
>   터 각기 환자가 대량 발생하였
>   었습니다.
> ○ 우유나 달걀을 많이 먹는 서양에
>   서는 거의 없는 병이어서 연구도 그
>   다지 이루어지지 않았다……

✿ 포지셔닝(positioning)이 매우 중요

체위 (1) 진찰실에서 흔히 한다. 베드에 앉아 있는 경우

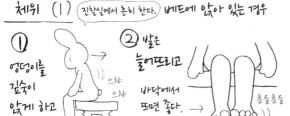

① 엉덩이를 깊숙이 앉게 하고

② 발은 늘어뜨리고
바닥에서 뜨면 좋다.

> 발을 지면에 붙이면
> 그만큼 힘이 가해진다. &
> 발바닥과 바닥
> 사이에 마찰이 생긴다.

체위 (2) 보통 의자에 앉는 경우

발이 바닥에 붙으면
이곳의 마찰이 강해서
안되므로

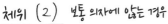
↑↑

테크닉 1 의자의 높이를 올려서 발이 뜨게 한다.

↑

가능한 바닥에서 뜨게 한다.

뜨지 않더라도
가볍게 뒤꿈치가
닿을 정도로 의자의
높이를 조정한다.

테크닉 2
조금 발을 앞으로
내밀게 하고
①

살짝 당긴다.

여기 120° 정도
② 이런 느낌으로
포지션

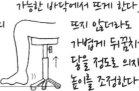

③ 치면
탁
주욱 앞으로
내민다

테크닉 3 다리를 꼰다.

> 반사가 잘 나타나지 않을 때에 추천!

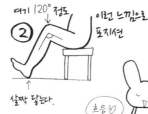
흐음♡

이렇게 하면
이쪽 다리는 뜬다.
또 대퇴사두근이
뻗어 있어서
반사도 나타나기 쉽다.

체위 (4) 앉지 못하는 사람이라면

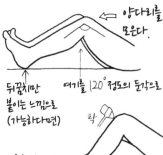

양다리를 모은다.

① 무릎 아래에 손을 넣고 들어올린다.

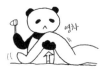

영차

② 이것이 이상적!!

뒤꿈치만 붙이는 느낌으로 (가능하다면)

여기를 120° 정도의 둔각으로

또는 꼬게한다.

체위 (5) ↑ 올리는 것 조차도 유지할 수 없는 사람이라면

들어올린 채!! 턱!

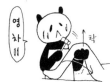

영차

상당히 힘들다. 다리가 무겁지요 손이 부들부들 떨리고 하기 힘들어서 못하는 경우도 있습니다.

의식이 없는 사람·협력할 마음이 없는 사람의 몸은 놀랄 정도로 무겁습니다. 고집을 부리는 꼬마도 어른의 다리만큼 제대로 들어올릴 수가 없어요.

❀ 두드리는 장소는 여기예요!!

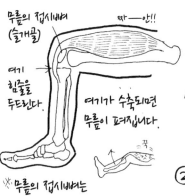

무릎의 접시뼈 (슬개골)

짜——안!!

여기 힘줄을 두드린다.

여기가 수축되면 무릎이 펴집니다.

꾹

※ 무릎의 접시뼈는 슬개건 속에 묻혀 있는 느낌

대퇴사두근이라는 이름 넓적다리 전면의 근육입니다.

~ 만지는 법 ~

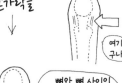

사악 사악

① 무릎의 접시뼈를 양사이드에서 만집니다.

② 그대로 뼈를 따라서 손가락을 스스슥 내려갑니다.

↓

③ 뼈가 끝나고 <u>가늘어진 곳</u>이 목적지인 힘줄(개슬건)입니다

④ 참고로 더 아래로 가면 또 뼈가 만져집니다(경골).

여기 구나.

뼈와 뼈 사이의 부드러운 곳이 두드리는 포인트입니다.

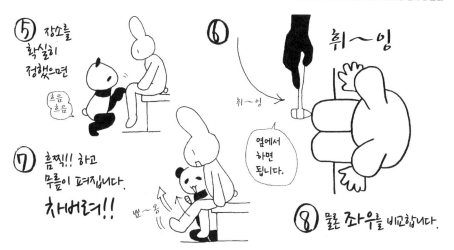

⑤ 장소를 확실히 정했으면

흐음 흐음

⑥ 휘~잉

휘~잉

옆에서 하면 됩니다.

⑦ 흠칫!! 하고 무릎이 펴집니다.

차버려!!

빨~응

⑧ 무릎 좌우를 비교합니다.

⑥ 아킬레스건반사

육안으로 보이는 유명한 힘줄. 그리스신화의 아킬레우스의 유일한 약점입니다.

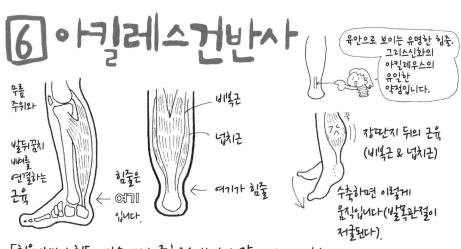

무릎 주위와

발뒤꿈치 뼈를 연결하는 근육

비복근

넙치근

힘줄은 여기 입니다.

여기가 힘줄

꾹

장딴지 뒤의 근육 (비복근 & 넙치근)

수축하면 이렇게 움직입니다(발목관절이 저굴된다).

「힘을 빼기 힘든」 장소에서는 좀처럼 반사가 잘 나타나지 않습니다.

여러 체위를 시도해 봅니다!!

체위 (1)

개구리 포즈 또는 아기 포즈

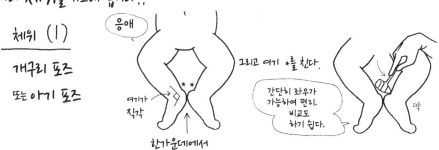

응애

그리고 여기 ★를 친다.

여기가 직각

간단히 좌우가 가능하여 편리. 비교도 하기 쉽다.

팍

한가운데에서 발뒤꿈치를 조금만 붙인다.

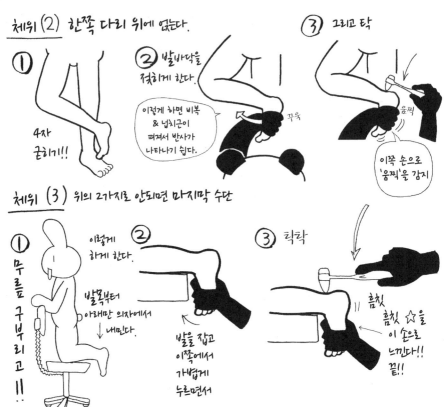

체위 (2) 한쪽 다리 위에 얹는다.

① 4자 굳히기!!

② 발바닥을 젖히게 한다.

이렇게 하면 비복 & 넙치근이 펴져서 반사가 나타나기 쉽다.

꾸욱

③ 그리고 탁

움찔

이쪽 손으로 '움찔'을 감지

체위 (3) 위의 2가지로 안되면 마지막 수단

① 무릎 구부리고!!

이렇게 하게 한다.

발목부터 아래만 의자에서 내민다.

② 발을 잡고 이쪽에서 가볍게 누르면서

③ 탁탁

흠칫 흠칫 ☆을 이 손으로 느낀다!! 끝!!

✿우왕 전혀 반사가 나타나지 않아요——

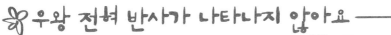

꿈쩍도 하지 않아요—— 반사의 상실이다 ——!!

우와앙아아아아

······ 대개는 서투르지요.

하아

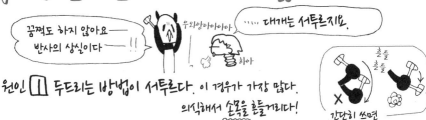

원인 ① 두드리는 방법이 서투르다. 이 경우가 가장 많다.

의식해서 손목을 흔들거리다!

X

간단히 쓰면

원인 ② 힘을 빼지 못한다. 근육에 무리한 힘이 들어가 버린다.

⇨ 포지션을 바꿔 보자! 체위 전부를 시도해 보자!

⇨ 「힘을 빼십시오」라고 해도 실제로 「힘을 빼기」가 상당히 어렵습니다. 의식하면 할수록 반대로 힘이 들어가 버립니다.

그럴 때는 **증강법**이다!!

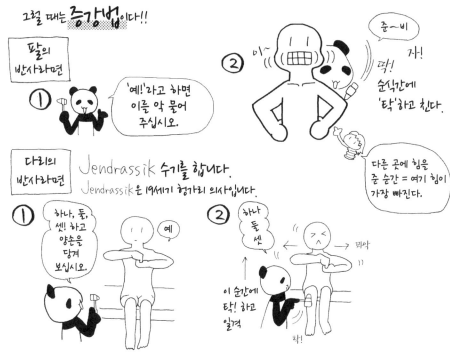

팔의 반사라면

① '예!'라고 하면 이를 악 물어 주십시오.

② 이~ 준─비 자! 딱! 순식간에 '탁'하고 친다.

다른 곳에 힘을 준 순간 = 여기 힘이 가장 빠진다.

다리의 반사라면

Jendrassik 수기를 합니다.
Jendrassik은 19세기 헝가리 의사입니다.

① 하나, 둘, 셋! 하고 양손을 당겨 보십시오. 예

② 하나 둘 셋 꽈악

이 순간에 탁! 하고 일격

탁!

다른 곳에 꽈악!! 힘을 주게 되면
그곳에 집중하느라 **목표로 하는 장소의 힘이 빠진다**는 시스템입니다.
····· 라면 모든 체위를 해 보고 증강법까지 했는데 안된다면
정말 「반사가 상실되어 있다」고 판단해도 된다고 생각합니다.

🌸 차트에는 이렇게 쓰자

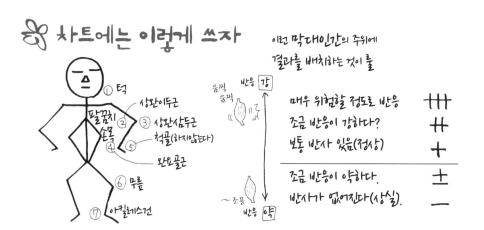

이런 막대인간의 주위에
결과를 배치하는 것이 룰

① 턱
상완이두근
② 팔꿈치 손목 ③ 상완삼두근
④ 척골(하지않는다) ⑤
완요골근
⑥ 무릎
⑦ 아킬레스건

움찔 움찔 반응 **강**

~조용 반응 **약**

매우 위험할 정도로 반응	┼┼┼
조금 반응이 강하다?	┼┼
보통 반사 있음(정상)	┼
조금 반응이 약하다.	±
반사가 없어진다(상실).	―

╫ 정도는 젊은 여성에게는 흔히 있다.

╫╫ 나 <u>마이너스</u> 라면 확실히 이상이 있다.

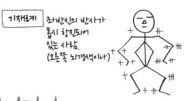

기재례 | 좌반신의 반사가 몹시 항진되어 있는 사람.
(오른쪽 뇌경색이나)

❀ 반응이 강해지거나 약해지거나

건반사는 원시적인 「반사」이므로 **폭주(暴走)**하지 않도록

좀 더 **위에서의 제어**, 보통 **억압**이 들어 있습니다.

보통 나타나는 건반사도 실은 「위에서의 제압이 들어간 상태」입니다.

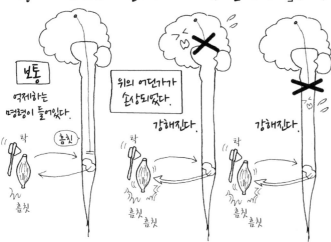

보통

억제하는 명령이 들어있다.

흠칫

톡

흠칫

위의 어딘가가 손상되었다.

강해진다.

톡

흠칫 흠칫

강해진다.

톡

흠칫 흠칫

상위의 뉴런이 어딘가가 손상되면, 위에서의 억압이 없어져 버리므로 **폭주한다.** = 보다 강하게 반응이 나타나게 됩니다.

⇨ 이것이 반사의 「**항진**」 ⇧

반대로

반응하는 장소 그 자체가 손상되면,

건반사의 루트가 차단됩니다.

⇨ 반응은 「**저하**」 ↓ 또는

반사 그 자체가 「**상실**」됩니다.

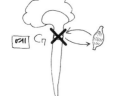

여기나 여기, 여기, 여기에 국지적인 damage가!!

예 | C_7 ✗

척수의 C_7인 곳이 손상되면

C_7 그 자체의 반사가 **없어진다**.

C_8 보다 아래의 반사는 전부 **항진한다**.

상완삼두근의 반사가 상실 (−)

그보다 아래의 반사는 모두 항진 (↑)한다.

～ 보너스. 나타나면 이상한 반사 ～

나타나면 이상 있음. 그러니까 매우 편리해서 자주
검사합니다. 유명한 **3가지만** 외웁시다.

> 전문용어로
> 「병적반사」라고
> 합니다.

📖 Hoffmann 반사

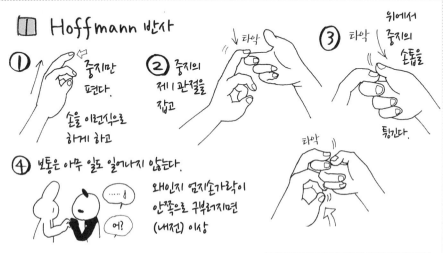

① 중지만 편다.
손을 이런식으로 하게 하고

② 중지의 제1관절을 잡고

타악

③ 타악 위에서 중지의 손톱을

튕긴다.

타악

④ 보통은 아무 일도 일어나지 않는다.

(……)
(어?)

왜인지 엄지손가락이 안쪽으로 구부러지면 (내전) 이상

자, 자기 스스로 해 봅시다!
나타나나요!?
대개는 나타나지 않아요!!

팍   팍

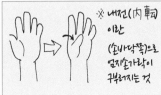

※ 내전(内轉)이란
(손바닥쪽)으로 엄지손가락이 구부러지는 것

※ 참고로 Hoffmann 의 아종(亞種)이 여러 가지 있습니다. 외우지 않아도 됩니다.

보너스1 아래로 튕기면 Trömner 반사

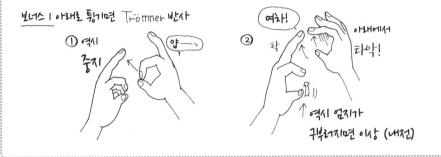

① 역시 중지

얍→

② 여차!

팍

아래에서 타악!

↑ 역시 엄지가 구부러지면 이상 (내전)

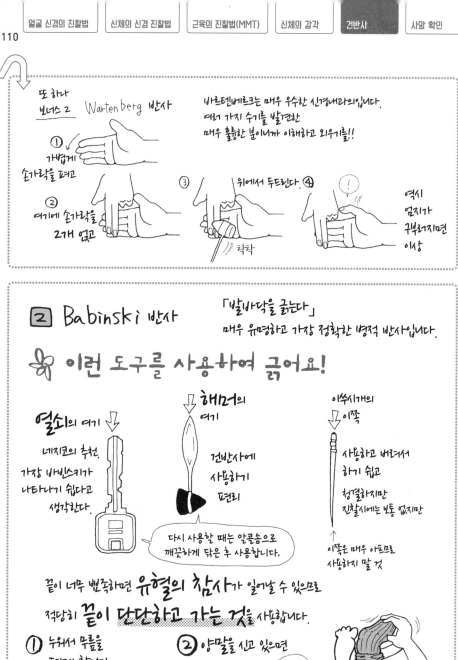

또 하나
보너스 2   Wartenberg 반사

바르텐베르크는 매우 우수한 신경내과의입니다.
여러 가지 수기를 발견한
매우 훌륭한 분이니까 이해하고 외우기를!!

① 가볍게 손가락을 펴고

② 여기에 손가락을 2개 얹고

③

④ 위에서 두드린다.
탁탁

역시 엄지가 구부러지면 이상

---

② Babinski 반사

「발바닥을 긁는다」
매우 유명하고 가장 정확한 병적 반사입니다.

🦋 이런 도구를 사용하여 긁어요!

열쇠의 여기 ⬇

네지코의 추천.
가장 바빈스키가
나타나기 쉽다고
생각한다.

해머의 ⬇ 여기

건반사에
사용하기
편리

다시 사용할 때는 알콜솜으로
깨끗하게 닦은 후 사용합니다.

이쑤시개의 ⬇ 이쪽

사용하고 버려서
하기 쉽고

청결하지만
진찰시에는 보통 없지만

↑
이쪽은 매우 아프므로
사용하지 말 것

끝이 너무 뾰족하면 **유혈의 참사**가 일어날 수 있으므로

적당히 **끝이 단단하고 가는 것**을 사용합니다.

① 누워서 무릎을
펴게 합니다.

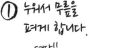

편다!!

② 양말을 신고 있으면

양말 모두
벗게 합니다.

양말 위에서
하면 양말이
찢어집니다.

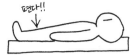

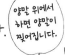

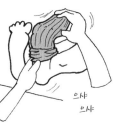

으샤
으샤

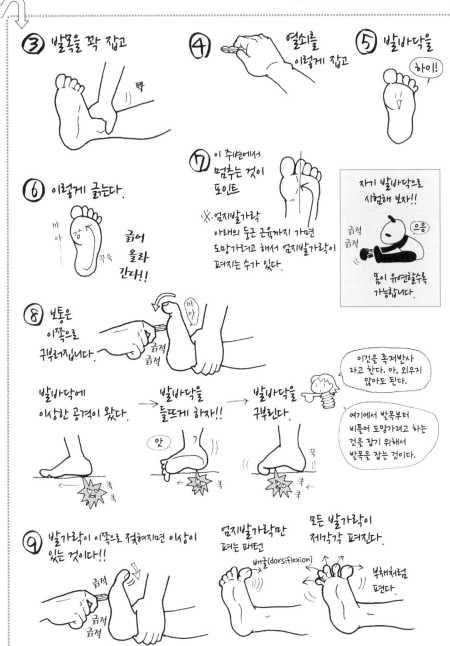

③ 발목을 꽉 잡고
팍

④ 열쇠를 이렇게 잡고

⑤ 발바닥을
하이!

⑥ 이렇게 긁는다.
까아
감
꾸욱
긁어 올라 간다!!

⑦ 이 주변에서 멈추는 것이 포인트
※ 엄지발가락 아래의 둥근 근육까지 가면 도망가려고 해서 엄지발가락이 펴지는 수가 있다.

자기 발바닥으로 시험해 보자!!
긁적 긁적
으음
몸이 유연할수록 가능합니다.

⑧ 보통은 이쪽으로 구부려집니다.
까아
긁적 긁적

발바닥에 이상한 공격이 왔다.
쿡 쿡

→ 발바닥을 들뜨게 하자!!
앗

→ 발바닥을 구부린다.
꾹
쿡

이것은 족저반사 라고 한다. 아, 외우지 않아도 된다.

여기에서 발목부터 비틀어 도망가려고 하는 것은 잡기 위해서 발목을 잡는 것이다.

⑨ 발가락이 이쪽으로 젖혀지면 이상이 있는 것이다!!
긁적
긁적 긁적

엄지발가락만 펴는 패턴
배굴(dorsiflexion)

모든 발가락이 제각각 펴진다.
부채처럼 펴다.

2가지 패턴이 있습니다. 어느 쪽이나 이상.
Babinski 반사 (+) 입니다.

끝!

③ Chaddock 반사

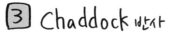

바빈스키반사의 아종. 같은 부류

바빈스키반사는 **자극이 매우 강하므로**, 의식이 확실한 사람에게 하면 **매우 불쾌합니다.**

⇨ 그럴 때는 저자극인 chaddock 반사를 추천합니다.

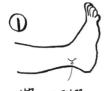

① 발목의 바깥쪽
복사뼈 아래를 지나서

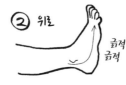

② 위로

굵어 올라간다.

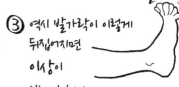

③ 역시 발가락이 이렇게
뒤집어지면

이상이

있는 것입니다.

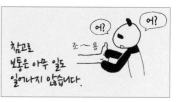

참고로
보통은 아무 일도
일어나지 않습니다.

어? 어?
조~용

··· 그러니까 말이지요, 전부 외우는 것이 **무리**라면
바빈스키만이라도 외우세요.

사람들은 자신이 발견한
기술에 자신의
이름을 너무 많이 붙여요 ─

솔직히 말해서 건반사라니
신경내과 이외에는
거의 하지 않습니다.
하지만 바빈스키반사 만큼은
구급외래에서도 늘 하고 있습니다.

병적인 반사는 대개 **상부가 이상하다.**
(위에서 제어할 수 없게 된다) 는 표시입니다.

어느 것이나 이것만으로는 진단할 수 없습니다.
뇌의 CT나 척수 MRI · 척추 뢴트겐 등
상부 신경을 검사합니다!

사망 확인

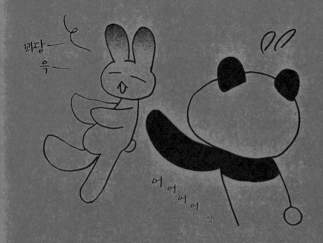

파닥—
윽—

어어어어앗

임종 지켜보기

신 경편 마지막 테마는 「사망확인」입니다. 이는 어떤 의학서에도 쓰여 있지 않습니다. 그 방법이 매우 법률적이고 종교적인 의식이며, 무엇보다 환자와 가족을 배려하는 행동이 다르기 때문입니다.

여러분은 인간의 죽음이 어디에 있다고 생각하십니까? 일본에서는 사체를 「호토케사마(佛樣 : 부처님)」라고 합니다. 설령 매우 못된 사람일지라도 「죽은 사람에 대해서는 나쁘게 말하지 않는다」는 것이 일본인의 미덕이기 때문입니다. 오키나와의 오랜 민요 「아사도야(安里屋) 윤타」를 본섬사람들이 들으면 「죽으면 하나님이요」라고 들립니다. 시바료타로(司馬遼太郞: 일본작가)는 「일본인에게는 죽는다는 것은 돌아가는 것이다」라는 의식이 있다. 「장지를 사이에 두고 옆방으로 옮겨가는 정도로 생각하는 사람도 있다」라고 했습니다. 그 정도가 일본인의 대표적인 사생관(死生觀)일 것이라고 네지코는 생각합니다.

현대 일본에서는 대다수의 사람이 인생의 마지막 순간을 병원에서 맞이합니다. 그 생사의 「선을 긋는」 마지막 역할을 「의사」라는 직업을 가진 사람이 짊어지게 되어 있습니다. 얼마 전까지는 승려나 신부 등의 종교가나 마을 장로의 일이었지요.

사랑하는 사람을 보내는 마지막 길에 환자가족이 느낄 괴로움을 극복하도록 돕고, 보다 의연한 대처로 죽음을 알리는 것이 의사의 역할입니다. 그러나 이 역할이 의사들에게는 마음의 짐이 될 수 있습니다. 삶과 죽음의 경계가 종교인 혹은 윤리인에 의해 지속적으로 논의되고 있지만, 일본사회에서 '죽음'이란 의미는 철저히 배제되고 있습니다. 마치 이 세상에는 죽음이 존재하지 않는 것처럼 부정하고 있는 것입니다. 애석한 일이지만 이 현상은 쉽게 변하지 않겠지요.

「죽음」은 사망선고의 한 순간만이 아닙니다. 행동과 언어와 혈색을 상실하고, 반응과 따뜻함을 잃어 갑니다. 그 과정·그 시간의 흐름이야말로 「죽어버리는」 것이며, 결코 「의사가 죽음을 고지한」 그 순간에 죽음이 돌연 찾아오는 것은 아닙니다. 세상에서는 「사망선고의 순간」만이 죽음의 순간이라고 인식하기 십상인데, 죽음이란 길고 완만한 언덕을 천천히 내려가는 것이라고 생각합니다. 그 언덕의 어딘가에서 생과 사를 나누는 선을 긋는 것입니다. 누군가가 그 「선」을 결정하는 것입니다. 그 「선」의 장소가 앞으로 공부할 죽음의 3징─「호흡의 상실」「순환의 상실」「동공반사의 상실」─이 되겠지요.

✿ 「임종 지켜보기」

「이제 임종이 다가왔구나…」라는 환자가 내원했거나 입원했을 때는 **반드시!!**

가족과! 의식이 있다면 물론 **본인과도!!** 「만약의 사태가 일어났을 때에 어떻게 할 것인가?」를 서로 얘기해 둡니다.

대응으로서

이 중에서 결정합니다.

〈1〉 풀코스로 한다.
　　심장마사지한다. / 기관내삽관한다. / 인공호흡기에 연결한다. / 투약도 하고 전력으로 치료한다.

〈2〉 풀코스까지는 하지 않지만 그럭저럭 한다.

　　　　　　　　　　　　　　　투약 정도

〈3〉 심장마사지만

〈4〉 아무 구명처치도 하지 않고 조용히 지켜본다.

가족과의 대화에서 결정한
급변에 대응하는 방법은

차트의 제일 위에
큰 글자로

명기하여 둡니다.

차트의 제일 위에 본인이 이렇게 작성

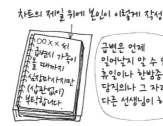

○○ ×× 씨
급변시 가족이
볼 때까지
(심장마사지만은
(상관없이)
부탁합니다.

급변은 언제
일어날지 알 수 없습니다.
휴일이나 한밤중이면
당직의나 그 자리에 있는
다른 선생님이 하게 됩니다.

급변으로
허둥댈 때도
바로 보고 알 수
있게 써 두자.

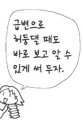

---

(1) 풀코스는 요컨대 **ACLS** 입니다. **BLS** 입니다.

전력을 다해 연명할 수 있는 처치를 합니다. 심폐정지에 대한

전력이란 …… 이것이다!!

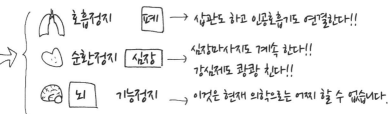

호흡정지 [폐] → 삽관도 하고 인공호흡기도 연결한다!!

순환정지 [심장] → 심장마사지도 계속 한다!!
강심제도 쾅쾅 친다!!

[뇌] 기능정지 → 이것은 현재 의학으로는 어찌 할 수 없습니다.

특히
이와 같은 →
포기하기 힘든
상황에서는

우선 전력을
다해 응급처치를
합니다.

· 환자가 젊다!! 특히 어린이   · 사고나 자살이나 사건
· 가족에게 동의를 구하지 못했거나
  가족에게 동의를 구했다 해도 그것을 확인할 수 없는 상황
· 감작스런 급변   · 병원 밖에서의 급변이나 사망
· 가족이 병원에 아직 도착하지 않았다.

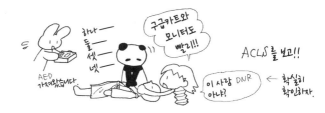

하나—
둘—
셋—
넷—

구급카트와
모니터도
빨리!!

ACLS를 보고!!

AED
가져왔습니다.

이 사람 DNR
아냐!

← 확실히
확인하자.

… 그러나 장기 입원중인 환자, 만성병 환자(즉 대개의 경우)는

그 상황에 이르기까지 아무래도 병(암이나 뇌출혈, 그 밖의 여러 가지)이

치료되지 않아서 죽음에 이르는 것으로,

호흡과 순환을 기계로 하는 것만으로는 그 운명을 바꿀 수가 없습니다.
괴로운 시간만 길어질 수도 있습니다 ……
헛된 연명이 되어버리기도 …… 이러한 이유로 실제는

(3) 아무 것도 하지 않는 경우가 가장 많습니다.

DNR (Do Not Resuscitate 「연명치료중지」)라고 합니다.

가족은 DNR을 선택하는 경우가 대부분입니다.

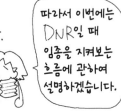

따라서 이번에는
DNR일 때
임종을 지켜보는
흐름에 관하여
설명하겠습니다.

✳ 절대 잊지 않도록 합시다 ……

필수
아이템

1 청진기
2 펜라이트
3 시계
(4 모니터

일반적으로 말하는
「임종 지켜보기 3종」

: 하지만 이것은 대개 이미 붙어 있습니다.)

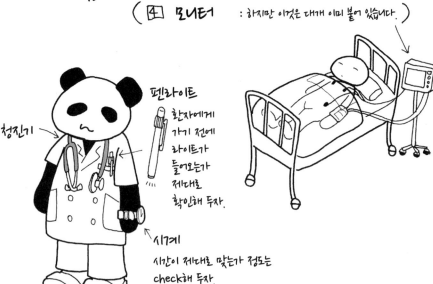

청진기

펜라이트
환자에게
가기 전에
라이트가
들어오는가
제대로
확인해 두자.

시계
시간이 제대로 맞는가 정도는
check해 두자.

❃「죽음의 정의」란 무엇인가?

현재 일본 의학계에서는 이런 식으로 생각하고 있습니다.

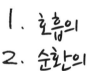

1. 호흡의
2. 순환의
3. 뇌기능의

}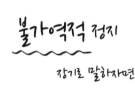

불가역적 정지

장기로 말하자면

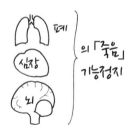

폐
심장
뇌

} 의 「죽음」
기능정지

> 이것은 하나 하나 확인해 가는 「의사」을
> 가족이 보고 있는 곳에서 확실히 하는 것이 중요합니다.

❃ 우선은 호흡을 확인

네지코의 비밀수기 2nd 「숨을 쉬고 있는지 확인」과 같은 방법으로 체크합니다.

중요하므로 다시 기술하면 ……

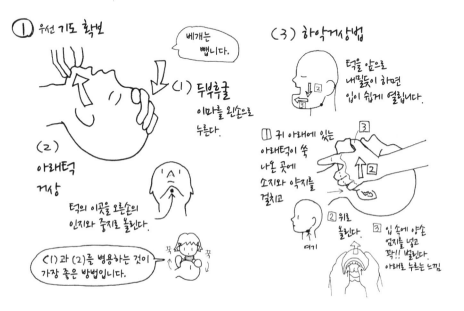

① 우선 기도 확보

베개는 뺍니다.

(1) 두부후굴
이마를 왼손으로 누른다.

(2)
아래턱
거상

턱의 이곳을 오른손의
인지와 중지로 올린다.

〈(1)과 (2)를 병용하는 것이
가장 좋은 방법입니다.

꾹 꾹

(3) 하악거상법

턱을 앞으로
내밀듯이 하면
입이 쉽게 열립니다.

① 귀 아래에 있는
아래턱이 쏙
나온 곳에
소지와 약지를
걸치고

② 위로
올린다.

여기

③ 입 속에 양손
엄지를 넣고
팍!! 벌린다.
아래로 누르는 느낌

② ①을 하면서 환자의 입가에 자신의 빰을 가까이 댑니다.

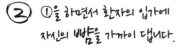

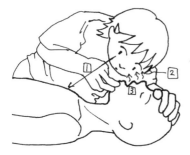

※) 목의 배뼈가 부러질 것 같을 때는
(높은 곳에서의 낙하나 교통사고 등)
(1) 두부후굴을 해서는 안됩니다!
⟹ (2) 아래턱거상 or
(3) 하악거상법을 합니다.

이 3가지

① 보고 ‥‥‥ 가슴의 오르내림을 본다.

② 듣고 ‥‥‥ 귀로 호흡음을 듣는다.

③ 느끼고 ‥‥‥ 빰에 입김이 닿는가를 느낀다.

이미 기관내삽관이 되어 있는 상태라면

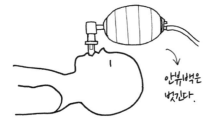

안뒤벽은
벗긴다.

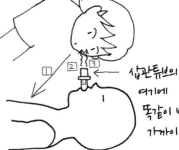

삽관튜브의
여기에
똑같이 빰을
가까이 대고

① 보고
② 듣고   3가지를 체크합니다.
③ 느끼고

만일 인공호흡기에 연결되어 있으면 그것을 벗기고

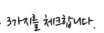

자발호흡할 수 있는지를 check

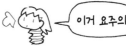

이거 요주의

✿ 뇌의 기능정지란?

뇌는 4분간 산소가 없어지면 죽어 버립니다.

매우 약하지요.

게다가 뇌세포는 기본적으로 한번 완전히 죽어 버리면

두 번 다시 재생하지 않습니다(참고로 어린이는 다릅니다).

⇨ 따라서 ① 호흡　　⎫
　　　　　② 심장　　⎬ 이 4분 이상 멈췄다면 유감스럽지만

뇌가 죽어 있을 가능성이 매～우 높습니다.

> 그리고 대개 당황하여 여러 가지
> 해 보지만 이미 4분 이상 지난
> 경우가 많습니다 ……

뇌신경의 check 방법은 제 1 장에서 많이 했지만,

그것을 전부 하는 경우는 보통 드물고, 가장 하기 쉽고 알기 쉬운

대광반사만 check합니다.

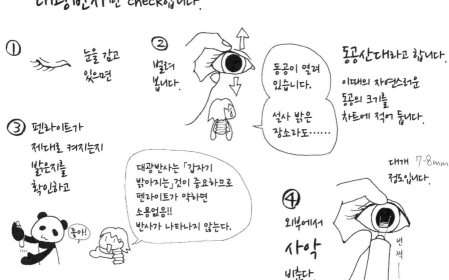

① 눈을 감고 있으면

② 벌려 봅니다.

동공이 열려 있습니다.

설사 밝은 장소라도……

동공산대라고 합니다.

이때의 자연스러운 동공의 크기를 차트에 적어 둡니다.

③ 펜라이트가 제대로 켜지는지 밝은지를 확인하고

대광반사는 「갑자기 밝아지는」것이 중요하므로 펜라이트가 약하면 소용없음!! 반사가 나타나지 않는다.

좋아!

대개 7-8mm 정도입니다.

④ 외부에서 **사악** 비춘다.

번쩍

삭

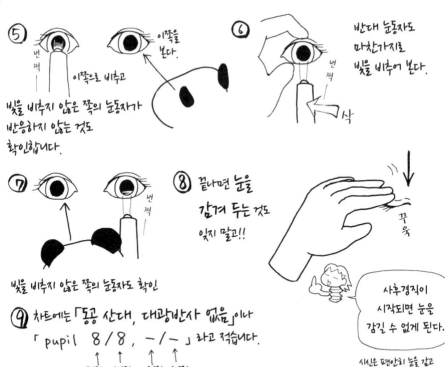

⑤ 번쩍 / 이쪽으로 비추고 / 이쪽을 본다.

빛을 비추지 않은 쪽의 눈동자가
반응하지 않는 것도
확인합니다.

⑥ 번쩍 / 삭 / 반대 눈동자도
마찬가지로
빛을 비추어 본다.

⑦ 번쩍

빛을 비추지 않은 쪽의 눈동자도 확인

⑧ 끝나면 눈을
감겨 두는 것도
잊지 말고!!

꾸욱

사후경직이
시작되면 눈을
감길 수 없게 된다.

시신은 편안히 눈을 감고
있는 것이 좋겠지요.

⑨ 차트에는 「동공 산대, 대광반사 없음」이나
「 pupil 8/8, -/- 」라고 적습니다.

오른쪽눈 왼쪽눈 / 의 동공의 크기

오른쪽눈 왼쪽눈 / 의 대광반사의 있고 없음

※ 「심장이 멎었다」라고 하지만

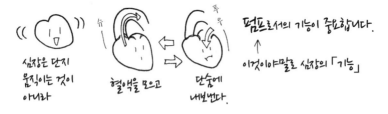

심장은 단지
움직이는 것이
아니라

슈 / 혈액을 모으고

푸우 / 단숨에
내뱉는다.

펌프로서의 기능이 중요합니다.

이것이야말로 심장의 「기능」

따라서 심장의 「기능정지」라는 것은 「움직일 수 없게 되었다」가 아니라
「펌프기능을 할 수 없게 되었다」는 것입니다.

3종의 신기.   ① 청진기를 여기에서 사용합니다.

① 가슴에 청진기를 대고

두근두근

심음이 들리지 않는 것을

확인합니다.

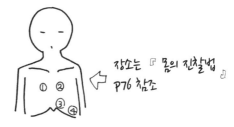

장소는 『몸의 진찰법』
P76 참조

하지만 이것만으로는 솔직히 정말 심장이 멎었는지 불안하지요.

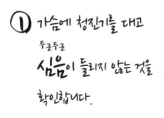

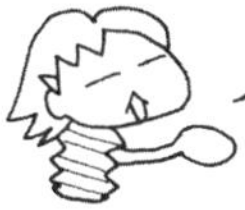

자신의 귀가 잘못된 것은 아닐까
청진기가 고장난 것은 아닐까 등

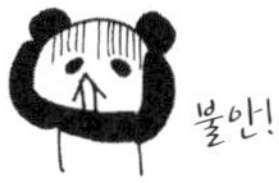

불안!

② 그래서 이번에는 편리한 기계

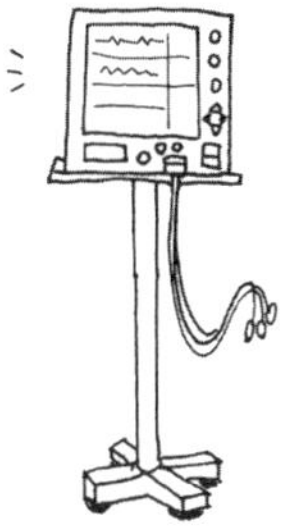

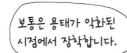

보통은 용태가 악화된
시점에서 장착합니다.

 모니터를

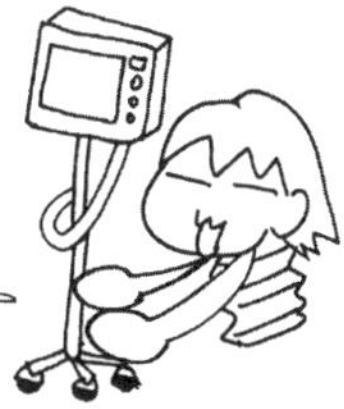

사용합니다!!

심장에서 제대로
전기신호가 나오는지를 볼 수 있어요 ♡

심장이 멈추었을 때 모니터는 **기본적으로**

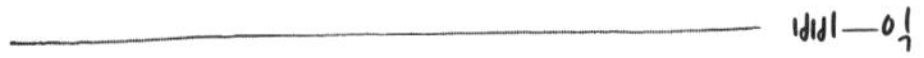

————————— 삐—익 Asystole (심정지)라고 합니다.

❀ 이런 심전도에 주의!!

2nd Lesson에
병원에서의 심폐소생도
보세요!

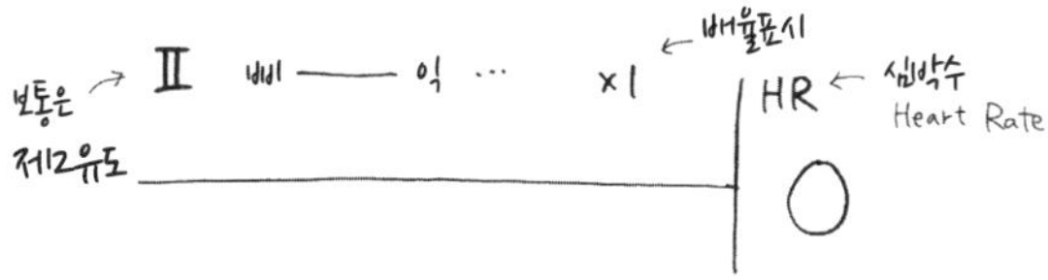

보통은 → Ⅱ 삐———익 … ×1 ←배율표시 HR ← 심박수
제2유도 ———————————————   Heart Rate

자, 이런 상태입니다.

③ 우선 전극이 제대로 켜져 있는지   } 확인
　　코드가 제대로 연결되어 있는지

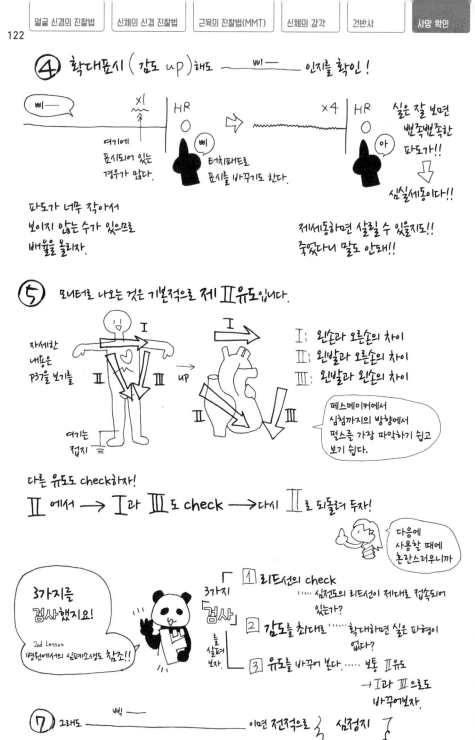

④ 확대표시 (감도 up)해도 ——삐— 인지를 확인!

삐—

여기에 표시되어 있는 경우가 많다.

터치패드로 표시를 바꾸기도 한다.

실은 잘 보면 삐죽삐죽한 파도가!!

⇒ 심실세동이다!!

파도가 너무 작아서 보이지 않는 수가 있으므로 배율을 올리자.

제세동하면 살릴 수 있을지도!! 죽었다니 말도 안돼!!

⑤ 모니터로 나오는 것은 기본적으로 제 Ⅱ유도입니다.

자세한 내용은 P37을 보기를

Ⅰ: 왼손과 오른손의 차이
Ⅱ: 왼발과 오른손의 차이
Ⅲ: 왼발과 왼손의 차이

여기는 접지

페스메이커에서 심첨까지의 방향에서 펄스를 가장 파악하기 쉽고 보기 쉽다.

다른 유도도 check하자!

Ⅱ에서 → Ⅰ과 Ⅲ도 check → 다시 Ⅱ로 되돌려 두자!

다음에 사용할 때에 혼란스러우니까

3가지를 검사했지요!

2nd Lesson
병원에서의 심폐소생도 참조!!

3가지 「검사」를 살펴보자.

1 리드선의 check ···· 심전도의 리드선이 제대로 접속되어 있는가?

2 감도를 최대로 ······ 확대하면 실은 파형이 없다?

3 유도를 바꾸어 본다 ····· 보통 Ⅱ유도
→ Ⅰ과 Ⅲ으로도 바꾸어보자.

⑦ 그래도 ——삐—— 이면 전적으로 심정지

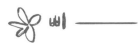 삐———　「임종하셨습니다」

하고 드라마에서는 흔히 하지만,
실제는

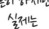

이것이 정상 심전도

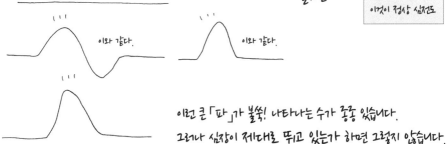

삐—익

이와 같다.　　이와 같다.

이런 큰 「파」가 불쑥! 나타나는 수가 종종 있습니다.

그러나 심장이 제대로 뛰고 있는가 하면 그렇지 않습니다.

때로 삐— 하고 신호를 나타내기도 하지만, 효과적인 박동은 될 수 없는 상태입니다.

조금 흔들리는 심근이 있다는 느낌 정도입니다.

심장은 뇌에서의 명령 없이도 스스로 한동안 계속 움직이므로

이 심근의 삐빅— 은 30분 정도 계속됩니다.

▷ 그동안, 사망선고를 기다리고 있을 것인지는 가족이나 상황에 달려 있습니다.

솔직히 지금부터 어느 시점에서 사망선고를 할 것인가는 주위상황을 살펴보고 판단합니다.

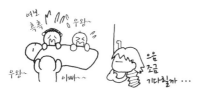

여보
흑흑　　　우왕~

우왕~　　아빠~~

으음
조금
기다릴까···

빨리 끝내자니
가족에게 조금 미안한 생각도 들고
슬퍼하는데 ······
다음 환자의 예정도 잡혀 있고 ······
상황은 한건 한건 전부 다릅니다!

젊은 사람이라면 심장의 모니터가 삐— 하고
평평해질 때까지 가족에게 지켜보게 하고
싶다고 생각하고···
병원에 도착하지 않은 가족이 아직 있다면
기다려주고 싶고···
그렇다고 해도 와글와글 혼잡한 구급외래라면
빨리 베드를 비워야 하는 경우도 있고···

사망선고 후 쓸데없는 오해를
하는 것은 방지하기 위해서,
사망선고 후에는 모니터의 전원을
끄는 사람도 많습니다.

OFF로
한다

삐

「임종의 순간에 곁에 있었다 」「곁에 있지 못했다 😖」는 사실은 **의료자가**

생각하는 이상으로 그 후 가족의 계속되는 인생에 있어서 매우 중요하고 결정적인

사건이 되기도 합니다. 그 때문에 일이 엉망이 되기도 하고요. 그 기분 알겠어요.

「가족이 곁을 지킬 수 있게 」하는 것을 중요하게 생각하십시오.

✿ 정리하면

체크하는 것을 빠뜨리지 않도록 **위에서 순서대로** 합니다.

보통 진찰과 똑같습니다.

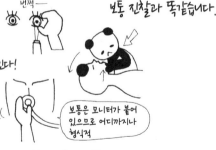

① **눈을 본다** …… 양눈에 빛을 비춘다.

② **호흡을 확인한다** …… 듣는다! 본다! 느낀다!

③ **심장에 청진기를 댄다**

보통은 모니터가 붙어 있으므로 어디까지나 형식적

…… 그리고 이런 대사를 합니다.

「 ① 동공이 열려 있습니다. 빛에도 반응하지 않습니다. 이것은 뇌사를 의미합니다.

② 호흡도 자발호흡이 없습니다.

③ 심장도 움직이지 않습니다. 」

이 3가지가 사람의 죽음을 의미하는 것,
이 3가지를 확인한 것을 설명합니다. ※
(여기에서 시계를 보고!!)

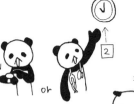

「 1 제 시계로 (또는 2 저쪽 시계로, 라고 말하며 가리킨다.)

〇〇 시 〇〇 분 사망을 확인하였습니다.」

잊지 않도록

(여기에서 반드시 한번 가볍게 인사할 것)
(바로 손을 모으는 것은 싫어하는 가족도 있으므로 요주의)

조금 빠르다

가족이 천천히 작별인사를 한 후가 무난. 특별한 종교행위는 삼가는 편이 좋습니다.

반드시!! 메모할 것!!

나중에 사망진단서에 적습니다.
「가족에게 전달한 시간」과 「진단서의 시간」이 다르면
매 ——— 우 곤란합니다.

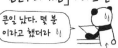

큰일 났다. 몇 분 이라고 했더라 ⑪

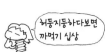

허둥지둥하다보면 까먹기 십상

사망진단서는 사망시간 〇〇 시 〇〇 분까지 기입합니다. 나중에 잘못 적으면 굉장히 곤란합니다. 이름 & 주소는 호적과 완전히 같은 한자가 아니면 안됩니다. 보험증 check & 가족에게 확인을 잊지 않도록.

* 구명처치를 하고 있는 경우는

· 이 상태 (① ② ③) 가 〇〇 분 이상 계속되고 있는 점,

· 이 곳에서의 회복을 기대할 수 없는 점을 추가 설명한다.

* 이 〇〇 분은 사람과 상황에 따라서 다르다. 일반적으로 30분 이상 구명처치에
반응이 없다면 그 곳에서의 구명은 무리라고 말해 둔다.

* 젊은 사람의 사망시간은 길어지는 경향이 있다.

❀ 하지만

여기까지는 **DNR이 잘 진행된 예**의 이야기입니다.

하지만 반드시 이렇다고는 할 수 없습니다. 기능정지, 라고 해도

(1) 호흡 ← 인공호흡기로 ⎫
(2) 순환 ← 심장마사지로 ⎬ 그 기능을 **대행**할 수도 있습니다.
(3) 뇌 ⎭

따라서 이 2가지를 인공적으로 하고 있는 동안은 **아직 죽지 않은 것**으로

간주하게 됩니다.

따라서 **인공호흡기를 벗길** ⎫
　　　 심장마사지를 중지할 ⎬ 때는 세심한 주의가 필요합니다.

어느 의미에서 그 사람을 「**인공적으로 죽이게**」 되니까요.

> p.118에서 「요주의」라고 적은 것은 이것을 말하는
> 것입니다. 심폐정지상태에서 발견되었을 때, 「삽관하게 되면」 그것은 쉽게 뺄 수 없고,
> 「인공호흡기에 연결하면」 쉽게 벗길 수 없게 됩니다. 「삽관하면 되돌릴 수 없다」
> 「인공호흡기에 연결하면 더욱 되돌릴 수 없다」고 하는 것은
> 이 때문입니다.

적어도 오늘날 일본에서는, (2013년 현재)

설령 가족의 동의가 있다 해도!!
심장이 자력으로 움직이고 있는 동안에 인공호흡기를 벗겨서는 안됩니다.
일본에서는 아직 「존엄사」가 인정되지 않아서,
「가족의 동의하에서」「DNR의 합의가 있더라도」
인공호흡기를 벗기고 / 발관함으로써 **살인죄**를 묻게 되는
예가 종종 있습니다. 정말로.

최근에는 불기소되는 예도 있는 것 같은데, **쓸데없는 트러블의 원인입니다.**
네지코는 가급적 골치 아픈 문제에 얽히지 말 것을 권장합니다.

그 자리에 없는 먼 가족이 「동의하지 않았다」는 등 불만을 말하거나, 병원이나
의사를 고소하면 막대한 배상금을 받을 수 있다고 착각하는 사람이 샘트집을 잡거나,
실은 가족 중에 그 사람의 연금에 의지하여 하루라도 오래 살지 않으면 곤란하거나,
또 병원내의 권력다툼으로 내부고발의 원인이 되어 심각하게 되거나,
아무튼 트러블의 원인이 됩니다. 설사 불기소라 해도 서류소송 etc의 분쟁에 휘말리는
것만으로도 상당히 골치가 아프고, 손해가 막심합니다.

네지코 본인은 소용없는 연명조치를 매우 싫어하며,
환자 본인의 고통을 없애는 것이 이 세상에서 가장 중요하다고
확신하고 있습니다. 하지만 우리들이 트러블 없이 진료를 계속하기 위해서는,
소용없는 연명조치를 해야 하는 경우도 종종 있습니다.
어쩔 수 없습니다. 참으로 곤란한 경우지요.

✿ 최악의 NG   절대로…!! 하지 맙시다

임종 주위에서 담소하는 것

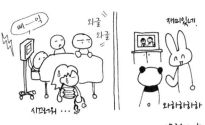

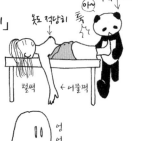

바로 「사체」취급한다.

왠지 진실되지 못한 인사

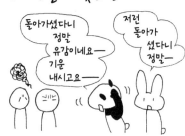

설사
의사들은 어느 정도 익숙하다 해도,
오늘만 3번째 임종이라 해도,
가족들은
일생에 한번 겪는 일이니까.

마지막
조언

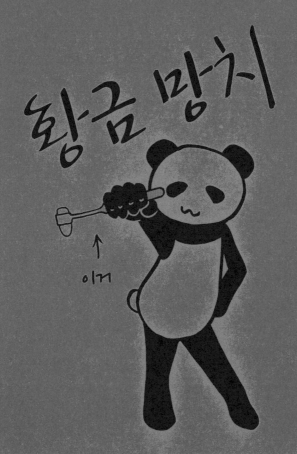

황금 망치

↑
이거

후 기

뇌와 신경을 진찰한다는 것은 매우 어려운 일입니다. 진찰 중에서도 특히 어렵다고 생각합니다. 아마 서투른 분도 많으시리라 생각합니다.

CT가 없던 시절에 신경학적 진찰을 하는 것은 매우 섬세한 진단이었습니다. 정확한 진단명을 알기위해서는 환자를 해부한 후 두개골이나 척추를 갈래갈래 나눠야 했으며, 이 과정이 서툴다면 해부 후에도 정확한 진단을 하지못하는 경우가 있었습니다. 어느 쪽이든 시간과 수고가 많이 걸립니다. 설사 신경학적 소견을 파악했다고 해도 마땅한 치료법이 없어서 시간 낭비라고 느꼈던 경우도 종종 있었을 것입니다. 지금도 같은 생각을 품고 있는 분이 많은 것은 아닐까요. 네지코도 의학생 시절 그렇게 생각했습니다.

1970년대에 CT와 MRI라는 획기적인 검사가 개발되었습니다. 이로인해 뇌와 척수 속을 잘라서 관찰할 수 있게 되었습니다. 두개골이나 척추를 물리적으로 파괴하지 않고 뇌와 척수 속을 볼 수 있게 된 것은 그야말로 혁명적인 사건이었습니다.

이것을 계기로 뇌와 신경의 진찰법이 크게 변화되었습니다. 지금은 CT를 찍으면 신경학적 소견 따위는 하나도 몰라도 「뇌 시개(視蓋)의 우측 경색」을 알 수 있습니다. 앞에서 기술한 감정을 포함하여 「신경소견 따위 제대로 파악하지 않아도 괜찮아요. CT로 보내면 그것으로 충분해요」라고 생각해 버리는 경우가 상당히 많은 것도 수긍이 갑니다. 네지코도 연수의 시절에는 그렇게 생각했습니다.

그러나 의료비와 방사선에 노출되는 문제가 있기 때문에 무턱대고 검사를 할 수는 없습니다. 우선 이상이 발견된 곳을 진찰하고 그 원인을 CT나 MRI로 판별하는 것이 현대의료의 순서입니다.

자전거의 앞바퀴와 뒷바퀴가 함께 움직여야 원하는 방향으로 갈 수 있듯이, 환자를 올바르게 치료하기 위해서는 진찰과 영상검사 두 가지가 함께 어우러지는 과정이 필요합니다.

현대의사로서 가장 중요한 일은 「증거수집」을 하는 것입니다. CT, MRI, 전문가상담을 통해 환자의 문제사항을 발견하고 올바르게 판단해야 합니다.

우선 포인트를 파악하고 눈앞에 있는 환자의 뇌와 신경의 상태를 「대략」적으로 관찰할 수 있게 되었지요. 세심한 부위진단보다 전체를 보고 신속히 문제점을 알아차리는 것이 중요합니다. 독자들이 이 책을 보고 포인트파악 방법을 이해했다면, 저자에게 더할 나위 없는 기쁨이 되겠습니다.

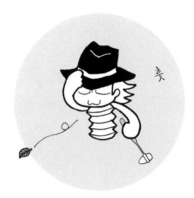

참고문헌

● 저자(尻俊明) 저 : 칼라 일러스트도해 쉽게 파악하는 신경소견(カラーイラスト図解 手軽にとれる神経所見), 문광당, 2011

● 저자(Lynn SB) 저 : 베이스진찰법(ベイツ診察法), Medical Science Internationa, 2008

● 저자(田崎義明) 외 편 : 베드사이드의 신경진찰법 개정17판(ベッドサイドの神経のみかた 改訂17版), 남산당, 2010

● 저자(奈良信雄) 편 : 사진과 일러스트로 보는 신체소견법──일상진료의 기본에서 증후별·각과별 진찰까지(写真とイラストでみる身体所見のとり方──日常診療の基本から症候別・各科別診察まで), 양토사, 2010

● 저자(奈良信雄) 편 : 임상연수 일러스트 레이티드 시리즈 제3권 기본수기[친찰과 검사](臨床研修イラストレイテッドシリーズ第3巻 基本手技［診察と検査］改訂第4版), 양토사, 2011

● 저자(林寬之) 저 : 스텝 비욘드 레지던트1 구급진료의 기본(ステップビヨンドレジデント1 救急診療のキホン編), 양토사, 2006

● 저자(寺島俊雄) 저 : 칼라도해 신경해부학 강의노트(カラー図解 神経解剖学講義ノート), 금방당, 2011

● 저자(Promedica) 저 : 남산당 의학대사전 CD-ROM Version3(南山堂 医学大辞典 CD-ROM Version3), 남산당, 2007

● 저자(葛飾北齋) 저 : 초첩 호쿠사이 만화(전)(初摺 北斎漫画(全)), 소학관, 2005

기획 · 협력協力
종합 알기 쉬운 프로듀서 오오가미 타케히코

색인

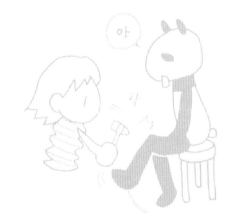

눈과 귀와 적은

몸의 진찰법

② めんどうがらずに 必ず!! 脱がせる!! 皮膚表面を見よう!! 「何言ってんだよ当たり前だ」とか思うかもしんないけど 患者さんの服脱がせるのって 本,当にめんどくさいんだよー!!

時に暑いてる外来の時とかさー!!

えー！ブラジャー 外すんですかー

その間に あきまうー！ とかいうも。

どうして服がずるのは めんどうくさいのって？ 特に医者が男で 患者さんが女の場合。

下心なんて一切ないんだよ！て 相手はそう思ってくれないからね～

座ってきたのに…… (いやー)

外来は1/1例の 時間が短いので 患者も診たや前あきの服を着てきてくれるとありかたいです

脱がせるところまで 動かすのも大変よ

おさく協力が得られないたら

ギャース ギャース

包帯は外す!!

パンツコーも 取る!!

とにかく白人玉 がっぷらいてよく見る!!

細か一く 見たい時は 虫眼鏡も 使おう!!

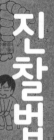

✿ 口の開けさせかた

안면의 진찰법

① まずは ブリーに 口あけさせて みよう

そにあけさせたけどうか 見えなかったら何か見える？

② 開,見えてなかったら まずは「あ――」

「あ――」って言ってください

舌のココが くぼんで 裏から 見やすく なります

③ それでも 見えづらかったら 舌圧子を 使いましょう

ココらへんを 押す

✿ ハラは 触ってナンボ

배의

真剣にお腹をさわればお腹が えらい以外の時は ゴリゴリえ 本音言い過ぎ

軽くさわってcheckしておきましょう。

できれば 患者さんの 右側に立ってやりやすい

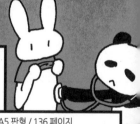

네지코의 **팍** 하고 감이 오는
몸의 진찰법

A5 판형 / 136 페이지
정가: 15,000원
ISBN 978-89-6278-438-1

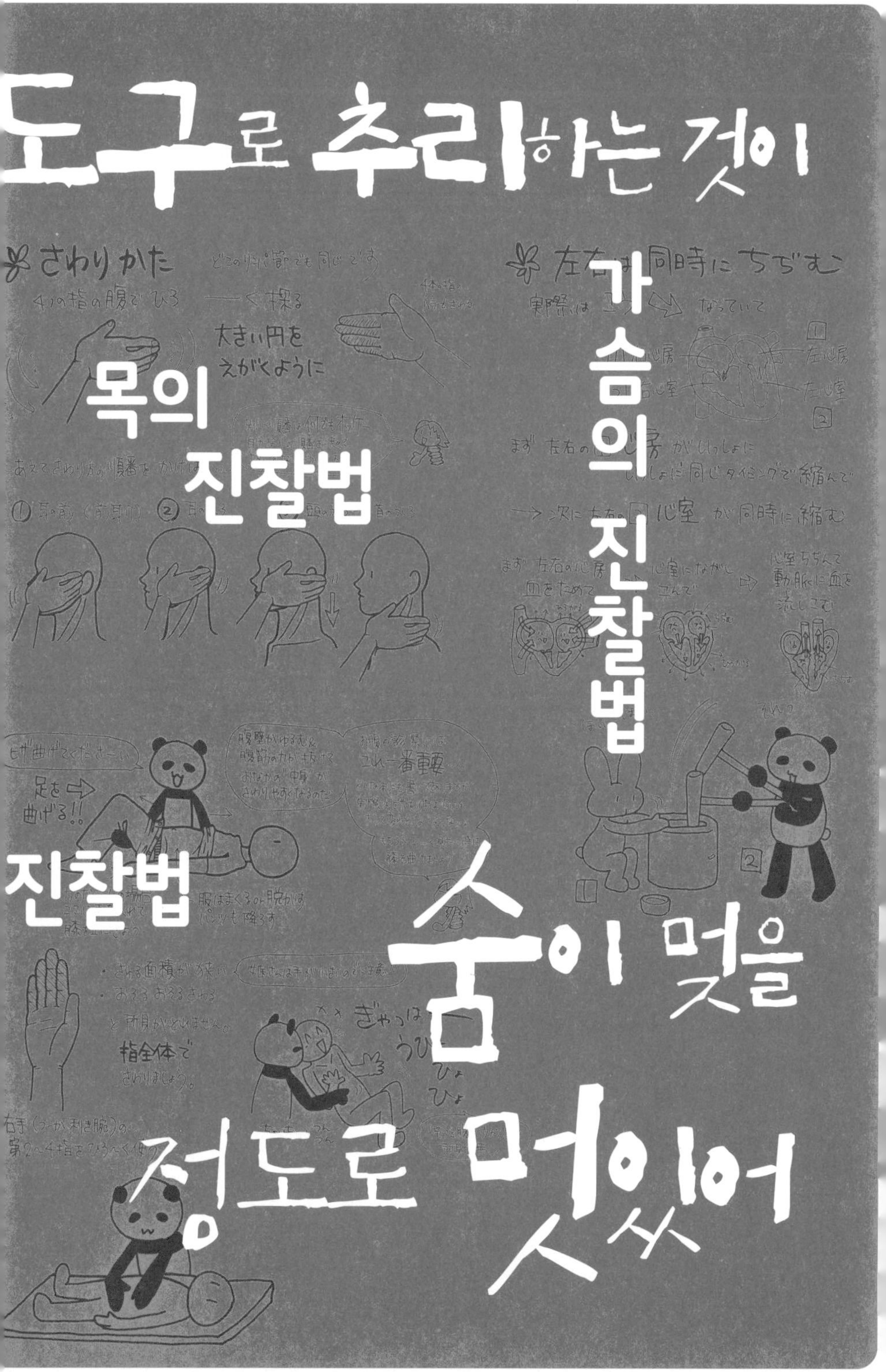
도구로 추리하는 것이
목의 진찰법
가슴의 진찰법
진찰법
숨이 멎을
정도로 멋있어
さわりかた
左右が同時にちぢむ
大きい円を
えがくように
指全体で
さわりましょう。